基层医生健康教育能力提升丛书

社区公共卫生管理

主　　编　王　静　吴小红

副 主 编　王纪敏　王青霞　张光学　郝英双　韩　雪

编　　者（按姓氏笔画排序）

王　静　王纪敏　王青霞　牛占杰　曲晓萌

任俊泉　苏小红　李　雪　李静博　吴小红

吴红敏　张光学　郝英双　郭迎雪　韩　雪

路　炜

人民卫生出版社

·北 京·

图书在版编目（CIP）数据

社区公共卫生管理 / 王静，吴小红主编. —北京：
人民卫生出版社，2022.8
（基层医生健康教育能力提升丛书）
ISBN 978-7-117-33511-9

Ⅰ.①社…　Ⅱ.①王…　②吴…　Ⅲ.①社区 - 公共卫
生 - 卫生管理　Ⅳ.①R126.4

中国版本图书馆 CIP 数据核字（2022）第 156570 号

人卫智网	www.ipmph.com	医学教育、学术、考试、健康， 购书智慧智能综合服务平台
人卫官网	www.pmph.com	人卫官方资讯发布平台

基层医生健康教育能力提升丛书
社区公共卫生管理
Jiceng Yisheng Jiankang Jiaoyu Nengli Tisheng Congshu
Shequ Gonggong Weisheng Guanli

主　　编：王　静　吴小红
出版发行：人民卫生出版社（中继线 010-59780011）
地　　址：北京市朝阳区潘家园南里 19 号
邮　　编：100021
E - mail：pmph @ pmph.com
购书热线：010-59787592　010-59787584　010-65264830
印　　刷：三河市尚艺印装有限公司
经　　销：新华书店
开　　本：787 × 1092　1/16　印张：12
字　　数：221 千字
版　　次：2022 年 8 月第 1 版
印　　次：2023 年 9 月第 1 次印刷
标准书号：ISBN 978-7-117-33511-9
定　　价：45.00 元
打击盗版举报电话：010-59787491　E-mail：WQ @ pmph.com
质量问题联系电话：010-59787234　E-mail：zhiliang @ pmph.com
数字融合服务电话：4001118166　E-mail：zengzhi @ pmph.com

前　言

　　社区公共卫生管理工作的发展代表了我国整体社会经济的发展水平与社会文明的发展水平。近些年来国家越来越重视社区公共卫生管理工作，但是当前仍然存在着政府投入不足，居民不了解，主动参与性低以及社区公共卫生服务人员整体素质较差的问题，针对这些问题，我们需要扩大政府投入，积极宣传提升居民参与性以及提升社区公共卫生服务人员的整体素质。社区公共卫生管理工作的完善并不是一蹴而就的，但是相信通过未来各级政府以及全社会的共同努力，我国的社区公共卫生管理工作将会取得更好的成绩。

　　城乡居民健康档案管理、老年人健康管理、高血压患者健康管理、糖尿病患者健康管理、脑卒中患者健康管理、重性精神疾病患者管理、残疾人康复管理、社区卫生诊断、日常信息管理、妇女保健与计划生育技术服务、社区儿童保健、卫生知识普及、重点人群健康教育、疫情报告与监测、一类疫苗预防接种、结核病防治、艾滋病与地方病防治和其他常见传染病防治，都是社区公共卫生管理工作的任务。近年来随着国家深化医药卫生体制改革的推进，社区百姓就医人数逐渐上升，本书针对社区公共卫生管理和教育问题编写，由绪论、社区护理常用工作方法、社区环境与健康、社区重点人群保健、社区常见慢性病患者的护理与管理、社区常见传染病患者的护理与管理、社区灾难护理与临终关怀社区养老照护、公共卫生监管法律制度等组成。

　　本书尽可能将公共卫生学与社区护理理论与技术融合，突出对重点人群的社区卫生服务，补充了社区卫生服务的基本内容，增加了三级预防在社区卫生服务中的应用，增添了社区环境与健康的章节，同时在慢性病、传染病、急救章节中突出社区疾病的群体管理指导内容，进一步体现以预防保健为主，服务人群健康的社区护理理念。此外，近年来我国社区突发性灾害的频发，对社区整体健康和社会发展造成很大的负面影响。及时有效的社区紧急救护在灾害发生时可为抢救生命、稳定病情、改善预后争取宝贵时间。培养社区护士灾害护理相关能力是社区卫生服务实践的重要内容，本书重点在健康教育、家庭访视、重点人群保健、慢性病管理、社区灾难护理等提供了必要的基础知识和具体的可操作技术，以便读者掌握，具有创新性、实用性、科学性和指导性。

本书在编写过程中，力求完美，但受编写水平和编写时间所限，若书中有不妥之处，敬请广大读者提出宝贵意见。

编　者
2022 年 3 月

目　录

第一章　绪　论

第一节　社区与健康

在我国社区护理是社区卫生服务的一个重要组成部分，它以社区人群为服务对象，为个人、家庭及社区提供促进健康、保护健康、疾病防治及康复等服务。社区护理的工作地点、服务对象、工作目标、社区护士的角色及作用等与医院护理都有不同之处。提高对社区、社区卫生服务及社区护理的认识，明确社区护士的角色及职责，树立社区护理服务的基本概念，是社区护理学的重要任务之一。

一、社区的概念

"社区"一词由英文"community"翻译而来。随着"社区"一词在全球的广泛应用，各国学者根据各国具体应用情况，从不同的角度、不同的层面解释"社区"的内涵。

我国社区建设中对社区的概念有了明确的界定。社区是指聚居在一定地域范围内的人们所组成的社会活动共同体。换而言之，社区是在一定地域内发生各种社会关系和社会交往、有特定的生活方式、并具有成员归属感的人群所组成的一个相对独立的社会实体。社区是最基层的行政单位，就社区卫生服务而言，在我国社区一般界定为城市的街道或农村的乡（镇）。

二、健康及其影响健康的因素

伴随社会的发展、科学技术水平的提高和医学模式的演变，人们对健康的认识在不断地提高。社区护理是以人的健康为中心的基层护理服务，社区护士需要正确认识健康，注重维护和促进健康。

随着时代的变迁、医学模式的转变，人们对健康的认识不断提高，健康的内涵不断地拓宽。从单纯的躯体健康，逐步扩展到心理健康、社会适应良好及道德健康，即理想的健康状况不仅仅是免于疾病的困扰，还要充满活力，与他人维持良好的社会关系，使之处于完全健全、美好的状态。

人类的健康取决于多种因素的影响和制约。目前，人们认为影响健康的主要因素有 4 种，即环境因素、生物遗传因素、行为和生活方式因素及医疗卫生服务因素。

1. 环境因素　包括自然因素和社会因素。

（1）自然因素：在自然环境中，影响人类健康的因素主要有生物因素、物理因素和化学因素。

1）生物因素：包括动物、植物及微生物。一些动物、植物及微生物为人类的生存提供必要的保证，但另一些动物、植物及微生物却通过直接或间接的方式影响甚至危害人类的健康。

2）物理因素：包括气流、气温、气压、噪声、电离辐射、电磁辐射等。在自然状况下，物理因素一般对人类无危害，但当某些物理因素的强度、剂量及作用于人体的时间超出一定限度时，会对人类健康造成危害。

3）化学因素：包括天然的无机化学物质、人工合成的化学物质，以及动物和微生物体内的化学元素。一些化学元素是保证人类正常活动和健康的必要元素；一些化学元素及化学物质在正常接触和使用情况下对人体无害，但当它们的浓度、剂量及与人体接触的时间超出一定限度时，将对人体产生严重的危害。

（2）社会因素：在社会环境中，有诸多的因素与人类健康有关，如社会制度、经济状况、人口状况、文化教育水平等。

2. 生物遗传因素　是指人类在长期生物进化过程中所形成的遗传、成熟、老化及机体内部的复合因素。生物遗传因素直接影响人类健康，它对人类诸多疾病的发生、发展及分布具有决定性影响。

3. 行为和生活方式因素　行为是人类在其主观因素影响下产生的外部活动，而生活方式是指人们在长期的民族习俗、规范和家庭影响下所形成的一系列生活意识及习惯。随着社会的发展、人们健康观的转变以及人类疾病谱的改变，人类行为和生活方式对健康的影响越来越引起人们的重视。合理、卫生的行为和生活方式将促进、维护人类的健康，而不良的行为和生活方式将严重威胁人类的健康。特别是在我国，不良的行为和生活方式对人民健康的影响日益严重，吸烟、酗酒、缺乏锻炼、不良的饮食习惯等不良行为和生活方式导致一系列身心疾病日益增多。

4. 医疗卫生服务因素　是指促进及维护人类健康的各类医疗、卫生活动，既包括医疗机构所提供的诊断、治疗服务，也包括卫生保健机构提供的各种预防保健服务。一个国家医疗卫生服务资源的拥有、分布及利用将对其人民的健康状况起重要作用。

第二节 社区卫生服务

社区卫生服务是指社区内的卫生机构及相关部门根据社区内存在的主要卫生问题，合理使用社区的资源和适宜技术，主动为社区居民提供的基本卫生服务。

一、社区卫生服务的概念

（一）社区卫生服务的定义

社区卫生是以确定和满足社区居民的健康照顾需求为主要目的的人群卫生保健活动。社区卫生服务的定义为："在政府的领导下、社会参与、上级卫生机构指导下，以基层卫生机构为主体、全科医师为骨干，合理使用卫生资源和适宜技术，以人群健康为中心，家庭为单位，以社区为范围，以需求为导向，以妇女、儿童、老年人、慢性病患者、残疾人等为重点，以解决社区主要卫生问题、满足基本卫生服务需求为目的，融预防、医疗、保健、康复、健康教育、计划生育技术服务等为一体的，有效的、经济的、方便的、综合的、连续的基层卫生服务。"

（二）社区卫生服务的对象

社区卫生服务面向整个社区，其服务对象为社区全体居民。根据社区居民不同的健康特点，可将社区居民划分为 6 类人群。

1. 健康人群　是社区卫生服务的主要对象之一。

2. 亚健康人群　亚健康是介于健康和疾病之间的中间状态。所谓的亚健康人群是指那些没有任何疾病或明显的疾病，但呈现出机体活力、反应能力及适应能力下降的人群。据有关调查表明：亚健康人群约占总人口的 60%，故亚健康人群应成为社区卫生服务的重点对象。

3. 高危人群　是指明显存在某些有害健康因素的人群，其疾病发生的概率明显高于其他人群。高危人群包括高危家庭的成员和存在明显危险因素的人群。

4. 重点保健人群　是指由于各种原因需要得到特殊保健的人群，如妇女、儿童、老年人等。

5. 患病人群　主要由居家的各种疾病患者组成，包括常见病患者、慢性病患者等。

6. 残疾人群　主要包括居家的、因损伤或疾病导致的功能障碍者或先天发育不良者。

二、社区卫生服务的基本内容

社区卫生服务是融预防、医疗、保健、康复、健康教育和计划生育技术服务为一体的基层卫生服务。主要服务功能有两大方面，即公共卫生服务和基本医疗服务。

（一）公共卫生服务

1. 卫生信息管理　根据国家规定收集、报告辖区有关卫生信息，开展社区卫生诊断，建立和管理居民档案，向辖区街道办事处及有关单位和部门提出改进社区公共卫生状况的建议。

2. 健康教育　健康教育是社区卫生服务的主要方式之一，社区的预防、保健、医疗、康复及计划生育服务均需通过健康教育提高其服务效率。社区健康教育侧重于普及卫生保健常识，实施重点人群及重点场所的健康教育，帮助居民逐步形成有利于维护和促进健康的行为方式。

3. 传染病、地方病、寄生虫病预防控制　负责疫情报告和监测，协助开展结核病、性病、艾滋病、其他常见传染病以及地方病、寄生虫病的预防控制，实施预防接种，配合开展爱国卫生工作。

4. 慢性病预防控制　开展高危人群和重点慢性病筛查，实施高危人群和重点慢性病病例管理。

5. 精神卫生服务　实施精神病社区管理，为社区居民提供心理健康指导。

6. 妇女保健　提供婚前保健、孕前保健、孕产期保健、更年期保健服务，开展妇女常见病的预防和筛查。

7. 儿童保健　开展新生儿、婴幼儿、学龄前、学龄期儿童的保健服务，协助对辖区内托幼机构进行卫生保健指导。

8. 老年保健　指导老年人进行疾病预防和自我保健，进行家庭访视，提供针对性的健康指导。

9. 残疾人保健　残疾康复指导和康复训练。

10. 计划生育指导　提供计划生育技术的咨询和指导，并发放避孕药具。

11. 协助社区相关工作　协助处置辖区内的突发公共卫生事件。

12. 其他　政府卫生行政部门规定的其他公共卫生服务。

（二）基本医疗服务

1. 一般常见病、多发病诊疗、护理和诊断明确的慢性病治疗。

2. 社区现场应急救护。

3. 家庭出诊、家庭护理、家庭病床等家庭医疗服务。

4. 转诊与会诊服务。

5. 康复医疗服务。

6. 政府卫生行政部门批准的其他适宜医疗服务。

三、社区卫生服务的特点

社区卫生服务以公益性、主动性、广泛性、综合性、连续性、可及性为特点。主要表现如下：

1. 公益性更明显 社区卫生服务除基本医疗服务外，其他康复等服务均属于公共卫生服务范围。

2. 服务更主动 社区卫生服务以家庭为单位，以主动性服务，上门服务为主要服务方式服务于社区居民。

3. 服务对象更广泛 社区卫生服务以社区全体居民为服务对象。除患病人群外，健康、亚健康、残疾等人群均为社区卫生服务的对象。

4. 提高综合性服务 社区卫生服务是多位一体的服务，除基本医疗服务外，社区卫生服务的内容还包括预防、保健、康复、健康教育及计划生育技术指导等服务。

5. 提高连续性服务 社区卫生服务始于生命的准备阶段直至生命结束，覆盖生命的各个周期以及疾病发生、发展的全过程。社区卫生服务不因某一健康问题的解决而终止，而是根据生命各周期及疾病各阶段的特点及需求，提供具有针对性的服务。

6. 提高可及性服务 社区卫生服务将从服务的内容、时间、价格及地点等方面更加贴近社区居民的需求。社区卫生服务以"六位一体"的服务内容、适宜的技术，在社区居民居住地附近提供基本医疗服务、基本药品，使社区居民不仅能承担得起这种服务，而且还使用方便。

四、发展社区卫生服务的原则

2006 年 2 月，国务院在《国务院关于发展城市社区卫生服务的指导意见》中，明确阐述了发展社区卫生服务的基本原则。

1. 坚持社区卫生服务的公益性，注重卫生服务的公平、效率和可及性。

2. 坚持政府主导，鼓励社会参与，多渠道发展社区卫生服务。

3. 坚持实行区域卫生规划，立足于调整现有卫生资源、辅以改扩建和新建，健全社区卫生服务网络。

4. 坚持公共卫生和基本医疗并重，中西医并重，防治结合。

5. 坚持以地方为主，因地制宜，探索创新，积极推进。

第三节 社 区 护 理

社区护理是一门将公共卫生学理论和护理学理论相结合的综合学科。在我国，社区护理服务是社区卫生服务的重要组成部分，社区护士在社区卫生服务中发挥着重要的作用。

一、社区护理的定义

社区护理一词源于英文，也可称为社区卫生护理或社区保健护理。目前，我国多采用美国护理协会赋予社区护理的定义，即："社区护理是将公共卫生学及护理学理论相结合，用以促进和维护社区人群健康的一门综合学科。社区护理以健康为中心，以社区人群为对象，以促进和维护社区人群健康为目标。"社区护理需要借助有组织的社会力量，以社区为范围，以服务为中心，对个人、家庭及社区提供连续的、动态的和综合的服务。其工作重点是家庭、学校或生活环境中的人群，目的是提高社区人群的健康水平和生活质量。社区护士除了照顾患者和残疾人外，应致力于预防疾病或延缓疾病发生。同时为个人、家庭及社会团体提供知识与必要的技能，并鼓励他们建立良好的行为方式和生活习惯。

二、社区护理服务的主要内容

根据社区卫生服务的"六位一体"内容，社区护士将配合社区的全科医师等其他专业人员重点开展以下 5 个方面的社区护理服务。

1. 社区保健护理　社区护士将针对社区居民的特点和需求，特别是妇女、儿童、老年人，提供相应的保健护理服务，如计划免疫、围生期和围绝经期保健、老年保健等护理服务，以减少各种健康问题的发生，促进健康。

2. 社区慢性病、传染病、精神病患者的护理和管理　社区护士将对居家的慢性病、传染病和精神病患者提供的医疗护理和管理服务，同时指导其家属、照顾者正确地护理和照顾患者，并做好相应的消毒、隔离和保护易感人群的工作，以在控制疾病的基础上促进健康的恢复。

3. 社区康复护理　社区护士将向社区的疾病恢复期患者和残疾人群提供相应的康复护理服务，以帮助他们尽可能减少残疾、降低残障的程度，重返社会。

4. 社区急、重症患者的急救与转诊服务　社区护士将向社区的急、重症患者提供院前救护和转诊服务，以确保他们被及时、平安地送至相应的医疗机构。

5. 社区临终护理 社区护士将向居家的临终患者提供临终护理服务，以减轻临终患者的身心痛苦，维护其尊严，改善其生活质量，使临终患者能平静、舒适地度过人生的最后阶段，同时为临终患者的家属提供心理、精神支持，确保家属安全度过居丧期。

三、社区护理的特点

社区护理是护理领域的一个分支，作为一门综合学科，其特点表现为预防保健、关注群体、综合服务、场所分散、长期服务、协调服务及高度自主和独立7个方面：

1. 以预防保健为主 社区护理服务的宗旨是提高社区人群的健康水平，以预防疾病，促进健康为主要工作目标。通过一级预防途径达到促进健康、维持健康的目的。

2. 关注群体健康 社区护理以社区人群为服务对象，以家庭为服务单位，以社区为服务范围。

3. 服务的综合性 由于影响人群健康的因素是多方面的，要求社区护士的服务除了预防疾病、维护健康、促进健康等基本内容外，还要从整体全面的观念出发，从卫生管理、社会支持、家庭和个人保护、咨询等方面为社区人群、家庭、个人开展综合服务。这种服务涉及各个年龄阶段、各种疾病类型；服务范畴"六位一体"，体现生理、心理、社会整体。

4. 服务场所的分散性 社区护理服务是一种以社区为范围的主动的上门服务，在所服务的社区范围内，护士要走街串巷，深入居民的生活场所提供服务。

5. 服务的长期性 社区卫生护理服务连续、综合性服务的特色，决定了社区服务的长期性。

6. 服务的协调性 社区护理是团队工作。社区护士在工作中不仅要与社区其他医疗、卫生、保健人员密切合作、鼓励社区卫生服务对象的参与，还要与社区居民、社区管理人员等相关人员密切配合。

7. 具有高度的自主性与独立性 在社区护理过程中，社区护士往往独自深入家庭提供各种护理服务，故要求社区护士具备较强的独立工作能力和高度的自主性。

第二章 社区护理常用工作方法

第一节 护理程序在社区护理中的应用

护理程序是护士在以患者为对象实施护理时所应用的工作程序，是实施系统化整体护理的一种护理工作方法。社区护士在实施社区护理时，其程序框架与临床护理程序基本相同，也包括评估、诊断、计划、实施和评价5个基本步骤，不同的是社区护理以人群作为服务对象主体，在运用程序的过程中，着眼点在社区。

一、社区护理评估

社区护理评估是系统地收集与社区健康有关的资料，发现社区健康问题及其相关因素，作为确定社区卫生服务需求，制订社区护理计划的依据。

（一）社区护理评估的内容

包括对个体、家庭及社区进行的评估。

1. 个体评估　包括个体的生理、精神心理健康状况及社会适应能力等方面的健康问题。

2. 家庭评估　包括家庭基本资料、家庭结构、家庭功能、家庭生活周期、家庭环境等。

（1）家庭基本情况：指家庭名称、地址、电话，家庭成员姓名、性别、年龄、教育、职业、经济状况等。

（2）家庭结构：包括内部结构和外部结构，内部结构包括家庭角色、价值系统、沟通类型和权力结构；外部结构主要指家庭人口构成。

（3）家庭功能：指家庭感情、生殖、抚育、赡养、卫生保健等方面功能。

（4）家庭生活周期：指家庭各发展阶段面对的任务与问题。

（5）家庭环境：指家庭居住状态及周围环境、噪声、公害、卫生状况、安全状况等。

（6）家庭资源：包括家庭内资源和家庭外资源。

3. 社区评估　主要包括社区环境、人口状况、人群健康状况、社区资源等方面，是社区护理评估最基本的内容。

（1）社区环境特征：可分为自然环境与社会环境。自然环境包括社区类型、面积、地理位置、周边环境、空气、水源等；社会环境如经济水平、教育水平、文娱活动是否健康丰富等。空气污染严重的社区容易发生呼吸系统疾病，交通不便的社区，往往医疗资源也较为缺乏。

（2）社区人口状况：人口特征包括社区人口数量、家庭数量，人口组成（年龄、种族、婚姻、职业、教育程度等），人口变化与流动情况，人群健康状况（社区居民的疾病谱、疾病分布等）。不同的人口构成会使社区中存在的主要卫生问题不同，例如：幼年人口多的社区，妇幼保健工作的开展很重要；老年人口多的社区则以慢性病管理为重点。

（3）人群健康状况：各种常见病发病率、慢性病患病率、各种死亡率以及死因构成，精神病患者、残疾人人数、具有潜在健康问题的人数等。

（4）社区健康资源：包括社区经济资源、人才资源、各种资料及卫生保健机构和设施等。

（二）社区护理评估的方法

对个人、家庭评估可通过与患者、家属的交谈、体检、观察、参考以往病例、与同事讨论而获得。对社区评估可通过观察法、调查法、文献法。

1. 观察法　社区护士通过对社区实地考察，了解社区各方面情况，如社区环境、居民生活情况、垃圾处理状况、健身场所的建设等。

2. 调查法　通过问卷、信访、访谈等方法，采用普查或抽样调查法，了解影响社区健康的重点问题及社区常见疾病的危险因素。

3. 文献法　即查阅、分析各种文献资料，如社区人口普查资料、有关调查报告、统计报表等。

二、社区护理诊断

通过对个体、家庭及社区人群健康状况的评估，将符合护理诊断定义，属于护理职责范围的，并能用护理方法解决和干预的问题列出，即形成社区护理评估，社区护士对社区现存的或潜在的健康问题做出初步诊断，对提出的问题进行分析，建立社区护理诊断。

（一）提出社区护理问题

根据对社区环境特征、社区人群健康状况、社区居民的健康需求进行分析，找出社区现状与其健康指标之间存在的差距，提出社区护理问题。

（二）确定社区护理诊断

1. 社区护理诊断的名称　社区护理诊断名称是对护理对象健康问题的概括性描

述，分为3种类型：现存的护理诊断、潜在的护理诊断、健康促进性护理诊断。现存的护理诊断是指社区、家庭或护理对象存在的问题；潜在的护理诊断指尚未发生，但有危险因素存在，如不采取措施就有可能发生的问题，陈述为"有……的危险"，如"有皮肤完整性受损的危险""有造成疾病蔓延的危险"；健康促进性护理诊断是对护理对象具有的达到更高健康状态的潜能的描述，如"社区应对增强"。

2. 社区护理诊断的陈述　社区护理诊断可按照北美护理诊断协会（NANDA）的诊断陈述模式——PSE进行，即健康问题（P）、症状或体征（S）、原因或相关因素（E），例如，"皮肤完整性受损：骶尾部淤血：与长期卧床有关"；或按照PE，如："活动无耐力：与大量失血有关"、或P方式陈述如"有精神健康增强的潜力"。除针对个体应用临床已有的护理诊断外，还可提出更多与家庭、群体、社区有关的护理诊断，如"儿童缺乏照顾，与父母不称职有关""缺乏甲型H1N1流感防治知识：与信息缺乏有关""社区应对能力缺乏"等。

3. 确定优先顺序　社区护士从健康问题的严重程度及影响范围、自身解决问题的能力及可利用的资源、社区居民的要求等方面考虑，确定护理诊断的优先顺序。主次顺序并非一成不变，当主要问题解决后，原来的次要问题就转变为主要问题。

社区护理诊断将成为制订社区护理计划的基础，其完整性和可靠性可直接影响社区护理计划的制订和实施，影响护理服务的质量。

三、社区护理计划的制订

制订社区护理计划是社区护士针对已确定的护理诊断，制定护理对策或措施，以预防、减轻或消除这些问题的护理活动过程，其目的是确保社区护理工作有条不紊地进行。社区护理计划主要由护理目标和护理措施组成。

（一）护理目标

首先确定护理目标，就是期望的护理结果，包括长期目标和短期目标。长期目标是指需要在较长时间内实现的目标，一般为超过1周甚至数月或数年；短期目标是指在短时间内就可实现的目标，一般是为实现长期目标而制定的具体行为目标，通常不超过1周。制定护理目标时应注意以护理对象为中心，目标要清楚、具体，规定完成时间，采用可测量或观察的行为动词进行描述，如"在2周内增加居民的流感预防知识"。在具体目标中，要回答以下问题：做什么？谁来做？什么时候做？在哪里做？如何做？做得如何？

（二）护理措施

护理目标确定后，依据具体问题、社区资源、服务范围等情况，提出切实可行的干预措施，制定护理措施应注意护理目标的针对性、切实可行性及全面性。

四、社区护理计划的实施

（一）社区护理计划的实施

社区护理计划的实施是社区护士将社区护理计划中的各项措施付诸行动的过程。应根据服务对象的不同需要采取护理干预措施和活动，包括沟通与交流、家庭护理、健康教育、传染病防治、免疫接种、健康咨询、慢性病管理等。社区护理工作以促进健康、预防疾病为目标，因此，社区健康干预的重点是帮助人群建立健康行为、减少或消除不良行为，主要干预内容有控制吸烟、合理营养、体育锻炼、安全性行为、预防意外伤害等。

（二）注意事项

社区护士在实施社区护理计划过程中应注意以下几点：

1. 社区健康干预活动强调社区护士有责任帮助居民以主人翁的态度参与计划的实施。

2. 与其他社区卫生服务人员、社区管理人员及相关人员密切合作，鼓励护理对象及家庭成员积极参与。

3. 注意收集各种与护理对象健康相关的资料，及时、准确记录实施情况及干预效果。

4. 随时对实施情况进行评价，以修改、完善计划，确保干预效果。

五、社区护理评价

社区护理评价是社区护士根据计划将实施护理措施后所产生的效果与预定护理目标进行比较的过程，其目的是对社区护理工作进行对比、总结，确定社区护理目标是否实现或实现的程度，以决定社区护理措施是否能继续、终止或修正。常用的社区护理评价形式包括过程评价和结果评价。

（一）过程评价

过程评价贯穿整个护理程序，对护理程序的每一个步骤进行评价，自护理评估开始便不断收集反馈信息，如在评估阶段评价收集的资料是否全面、准确，在计划阶段评价措施是否具体可行，在实施阶段评价组织协调情况、是否按计划执行等。从而能及时修改、校正，以确保护理质量。

（二）效果评价

效果评价又称结果评价，是对实施护理措施后的结果进行总的评价。针对护理目标，通过前后对比，若目标已实现，说明护理措施有效，若目标未实现，应找出原因，进行修正。

运用护理程序对社区进行护理，是一个系统地解决社区健康问题的过程，能保证社区护理质量得到提高，社区健康需求得到满足，是以目标为导向的工作方法。

第二节　流行病学理论在社区护理中的应用

社区护理以社区人群为服务对象，需要了解社区人群健康和疾病状况及变化规律，找出人群疾病或健康问题发生的原因，正确评价社区护理措施的效果，需要运用流行病学调查研究方法。

一、流行病学的概念

流行病学是研究人群中疾病、健康状况的分布及其影响因素，并研究防治疾病及促进健康的策略和措施的科学。它具有以下特征：①从人群的角度看问题；②不仅研究各种疾病也研究健康状态；③描述健康和疾病的分布特点，探索病因和影响流行的因素；④目标是预防控制疾病，增进人群健康。

二、流行病学常用术语

（一）疾病的分布

疾病的分布是指疾病在不同地区（空间）、时间、人群（人间）发生的频率和动态分布特征，简称"三间分布"。描述疾病的地区分布，可用地方性、输入性、疫源地、高发区、低发区等，还可用统计地图进行分析。描述疾病的时间分布，可用季节性、周期性、短期波动、长期变异。描述疾病的人群分布包括年龄、性别、民族、职业等。

（二）疾病流行的强度

疾病流行的强度是指疾病在某地区一定时间内发生的频率及各病例之间的联系强度。如某病在某地区人群中散在发生，发病率呈历年的一般水平称散发；某病在某时间发病率显著超过历年的一般水平，称流行；某病发病率水平远远超过流行的范围，跨越国界甚至洲界称为大流行；某病在短时间、小范围（如某集体单位或居民区）发生较多类似病例，称暴发。

三、流行病学研究方法

流行病学研究方法按设计特点可分为4类：描述性研究、分析性研究、实验性研究、理论性研究。

（一）描述性研究

描述性研究是流行病学研究的基础。根据常规记录或专门调查所获得的资料，描述疾病或健康状况的三间分布，为探索病因提供线索，为疾病防制工作提供依据，并评价防制策略和措施的效果。常用的方法包括个案调查与病例报道、现况调查、筛检、生态学研究、暴发调查等。

1. 现况调查　又称现患调查或横断面研究，是描述性研究中最常用的方法。根据研究对象，现况调查可分为普查和抽样调查两种方法。

（1）普查：是在特定时间内对特定范围内人群中的全部个体进行调查或检查。普查资料常用来说明现象在一定时点上的全面情况。其优点是收集资料全面、完整，缺点是工作量大、需较多人力、物力和财力，质量不易控制。普查的一个重要目的是普治，比如在社区中进行高血压普查，然后对社区所有高血压患者进行系统规范的治疗。

（2）抽样调查：是从总体中随机抽取有代表性的一部分个体（即样本）进行调查，以样本信息推断总体特征。抽样时遵循随机化原则，则样本对总体具有很好的代表性，且能节省大量人力物力和财力。"随机化"是指总体中每一个个体都有同等的机会被选入样本。注意随机不等于随意。常用的抽样方法有单纯随机抽样、系统抽样、分层抽样、整群抽样等。

1）单纯随机抽样：又称简单随机抽样。先将总体中所有个体进行编号，再遵循随机化原则从总体中抽取一部分个体构成样本。经典的方法常用抽签法或抓阄法，但这些方法现在基本已被淘汰，现在主要使用随机数字法。有专用的随机数字表，计算器上的随机数字键和计算机都可提供随机数字。简单随机抽样是抽样方法中最简单、最基本的方法，也是其他抽样方法的基础。其优点是简单易行，缺点是只适用于总体单位数量不多的调查对象。

2）系统抽样：又称等距抽样、机械抽样，是按一定比例或一定间隔抽取调查单位的方法。先确定总体和样本含量；然后用总体单位数除以样本单位数求得抽样间隔，并在第一个抽样间隔内随机抽取一个单位作为第一个样本单位；最后按抽样间隔抽样，直到抽取最后一个样本单位为止。其优点是获得的样本在总体中分布均匀，代表性比较好，但需要注意抽样间隔与总体内部的某项特征不要重合，否则会出现较大误差。

3）分层抽样：是先将总体各单位按不同特征（如地区、年龄、性别、职业等）分层，然后在各层中随机抽样或系统抽样，确定要抽取的单位。适合于"层"间差别大、层内差异小的总体。

4）整群抽样：是将总体分为若干个群，随机抽取部分群，将群内所有观察单位选入样本。适合于"群"间差别小的总体。

2. 其他描述性研究方法

（1）筛检：是运用快捷的方法，从表面上无病的人群中查出可疑的患者或有缺陷的人。主要用于早期发现病例，筛检高危人群。例如采取巴氏涂片宫颈细胞学检查进行宫颈癌的筛查，能发现 0～I 期的病例，可提高生存率，降低死亡率，延长寿命。筛检只是初步检查，不能作为确诊依据，筛检阳性者应做进一步检查、观察，然后做出最后诊断。如对高脂血症进行筛检，筛检阳性者可能是高血压和冠状动脉粥样硬化性心脏病的高危人群，需加强管理。

（2）生态学研究：是描述性研究的一种类型，是在群体水平上研究某因素的暴露情况与疾病之间的关系。分为生态比较研究和生态趋势研究。例如，通过收集各地食盐人均消耗量及其高血压患病率，可比较、分析食盐消耗量与高血压患病率之间的关系。主要用于研究与疾病有关的病因线索，评价社区护理干预的效果。

（二）分析性研究

分析性研究又称分析流行病学，是在描述性研究的基础上，对提出的病因假设进行分析，以判断危险因素与疾病之间有无关联及关联的强度。主要有病例-对照研究和队列研究两种方法。

1. 病例-对照研究　选择患有某特定疾病的人群作为病例组，未患该病的对象作为对照组，回顾调查病例组与对照组过去暴露于某种或某些可疑危险因素的比例或水平，通过比较两组之间暴露比例或水平的差异，判断暴露与疾病之间是否存在关联。暴露是流行病学术语，是指曾经接触过某种研究因素或具有某种特征。如接触过某种化学物质、服用过某种药物或从事某种职业等。病例-对照研究是流行病学病因学研究中最常用和最基本的方法，是一种从果到因的研究，可用作初步检验病因假设、评价防制策略和措施的效果。

2. 队列研究　又称定群研究、前瞻性研究，是将观察对象分成暴露组和非暴露组，或者按暴露程度的不同分为若干组，跟踪观察一段时间后，比较各组发生某种结局的不同，并由此来判定暴露因素与疾病之间的关系。队列研究是一种从因到果的研究，可用于进一步检验病因假设。

（三）实验性研究

实验性研究是将研究对象随机分为实验组和对照组，实验组给予实验因素（消除某因素或施加某干预手段），对照组不给予该因素，以观察干预措施对研究对象的影响。

实验性研究须坚持三大原则：①随机原则，即随机抽样、随机分组；②对照原则，即设置对照组；③盲法，可为单盲（受试者不知道自己分组）、双盲（受试者、观察者不知道分组）、三盲（受试者、观察者、资料分析者均不知道分组）。

（四）理论性研究

理论性研究又称理论流行病学研究、数学模型研究，是通过建立数学模型，模拟疾病流行的过程，为疾病的预防控制和卫生策略制定服务。例如，人们通过模拟AIDS 在不同人群中和社会经济状况下的流行规律，预测其对人类的威胁并比较不同干预策略预防和控制 AIDS 的效果。随着计算机的应用，理论性研究应用越来越多。

四、社区常用的流行病学指标

各种流行病学调查方法所获得的资料，需要使用统计学的方法进行分析，才能从表面上无规律的数字中找出其内部规律，从而能在社区中有效地了解社区情况，采取恰当措施预防疾病、增进健康，并对采取的措施效果进行正确的评价。居民健康有关的调查资料主要有计量资料和计数资料，计量资料是用定量的方法测定每个观察单位某项指标值所得的资料，如身高、体重、脉搏次数、血压、红细胞数量等都属于计量资料。计数资料是先将观察单位按性质或类别分组，然后清点各组观察单位个数所得的资料，如调查某人群血型情况，先按照 A、B、AB、O 4 种类型分组，再清点各组人数所得资料。对计量资料常采用均数与标准差等指标进行描述，对计数资料常采用相对数指标进行描述。

（一）平均数与标准差

1. 平均数 是描述计量资料集中趋势或平均水平的指标。常用的有均数、几何均数和中位数，其中最常用的是均数，即算术均数，当变量值呈正态分布或近似正态分布时可计算均数。是将各变量值相加，除以变量值的个数所得，常用"$\overline{X}$"表示。当变量值个数不多时，可直接计算；当变量值个数较多时，则采用频数表法。近年随着统计软件的广泛应用，多采用计算机进行处理。

直接计算法公式：

$$\overline{X} = \frac{\sum X}{n}$$

式中$\overline{X}$为均数，$\sum$（读作 sigma）为连加和符号，X为变量值，n为变量值的个数。

2. 标准差 是用来描述计量资料离散趋势或变异程度最常用的指标。常用"s"表示。样本标准差计算公式为：

$$s = \sqrt{\frac{\sum (X - \bar{X})^2}{n-1}}$$

标准差大，表示变量值的变异程度大，各变量值离均数较远，均数的代表性较差；反之，标准差小，表示变量值的变异程度小，各变量值多集中在均数周围，均数的代表性较好。

（二）相对数

计数资料经整理后得到的通常是绝对数，如发病人数、有效人数、阳性人数等。绝对数能反映资料的实际情况，但在进行资料对比时往往不便，因此，对计数资料进行分析常用相对数指标。常用的相对数指标有率、构成比和相对比等，率用以反映某现象发生的频度或强度，构成比说明事物内部各组成部分所占的比重，相对比用来描述两者的相对水平。常用的相对数指标如下。

1. 疾病统计指标

（1）发病率：表示一定时期（常为 1 年）内某人群中某病新病例出现的频率。其计算公式为：

$$发病率 = \frac{某年（期）某人群中某病新病例数}{同期暴露人口数} \times K$$

K 可用 100%，1 000‰，10 000/ 万 ……，多用 10 万分率，有时也用千分率表示。

公式中"新病例"指在观察期间新发生的病例，而不是指患者数。在观察期内，如果同一个人发生同种疾病一次以上，例如感冒一年内可患几次，则应分别记为几个新发病例。"暴露人口"一般使用年平均人口数。

（2）患病率：又称现患率，是指某特定时间内总人口中某病新旧病例占的比例。其计算公式为：

$$患病率 = \frac{某特定时间某人群中新旧病例数}{观察人口数} \times K$$

根据计算患病率的特定时间长短不同，可将患病率分为时点患病率和期间患病率。时点患病率要求调查的时间尽可能短，一般在 1 个月以内；调查时间超过 1 个月者称期间患病率。

（3）罹患率：与发病率一样，都是测量新发病例的频率指标，一般多用于描述小范围、短时间的流行。使用比较灵活。其计算公式为：

$$罹患率 = \frac{观察期间某病新病例数}{同期暴露人口数} \times K$$

常用于疾病的流行或暴发时的病因调查，如食物中毒的调查。

2. 死亡统计指标

（1）死亡率：指一定时期（通常为1年）内，人群中死亡人数与同期平均人口数的比值。其计算公式为：

$$死亡率 = \frac{某年某人群死亡总人数}{同年年平均人口数} \times K$$

可反映一个国家或地区在不同时期的居民健康状况和卫生水平。由于死于所有原因的死亡率是一种未经调整的死亡率，故称粗死亡率，反映一个人群的总死亡水平。按疾病的种类、年龄、性别、职业等分类计算的死亡率称为死亡专率，包括疾病别死亡率、年龄别死亡率、婴儿死亡率、新生儿死亡率等。例如，疾病别死亡率可反映某疾病对人群健康危害程度，其计算公式为：

$$疾病别死亡率 = \frac{该人群某年因某病死亡人数}{某人群年平均人口数} \times 100\,000 / 10\,万$$

在死亡专率中，婴儿死亡率是反映社会经济及卫生状况的一项敏感指标，它不受人口构成的影响，在不同地区和国家间可直接进行比较。其计算公式为：

$$婴儿死亡率 = \frac{某地某年婴儿死亡数}{某地某年内活产总数} \times 1\,000‰$$

（2）病死率：是一定时期（通常为1年）内，某病患者中因该病死亡的频率。常用百分率表示。其计算公式为：

$$病死率 = \frac{某时期内因某病死亡人数}{同期患该病的病人数} \times 100\%$$

用于反映疾病的严重程度和诊疗水平的高低。

（3）死因构成比：表示某死因死亡人数占总死亡人数的比例。其计算公式为：

$$死因构成比 = \frac{因某种死因死亡人数}{死亡总数} \times 100\%$$

重点提示:

患病率与发病率的区别:①发病率的分子为一定时期暴露人群中新发病例数,而不是指的患者数;患病率的分子为某病新旧病例数,而不管这些病例是从何时起发病。②发病率常用于病程较短的疾病发病情况的描述,患病率常用于描述病程较长的慢性病发生情况。③患病率衡量疾病的存在情况,是静态指标;发病率衡量疾病的出现情况,是动态指标。

第三节　健康教育理论在社区护理中的应用

随着护理学的发展,护理范围不断拓宽,教育者已成为护理人员的重要角色之一。社区护士深入社区,了解社区居民的需求,社区成为护理人员进行健康教育的最佳场所。在社区开展健康教育,是维护和促进社区健康的基本途径和措施,是社区护理工作的主要内容之一。为了开展好社区健康教育工作,首先要对健康教育的概念、社区健康教育的概念、内容及形式等有足够的认识,明确社区护士在社区健康教育中的作用。

一、健康教育的概念

（一）健康教育的定义

健康教育是通过有计划、有组织、有系统的教育活动,促使人们自愿采取有利于健康的行为,消除或降低影响健康的危险因素,以达到维护和促进人群健康、预防疾病的目的。健康教育是一种有明确目标或目的的教育活动,强调改变人们的行为,以提高生活质量为目的,它与一般的教育与卫生宣传有根本的不同。卫生宣传通常是指卫生知识的传播,是健康教育活动中的一个组成部分,是实现健康教育目的的一种手段,而不是健康教育的实质。

健康教育是一个"知、信、行"的过程,"知"即传播知识,使人们知道什么是健康行为;"信"是树立信念,使人们下决心将健康知识付诸实践;"行"是行为改变,促使人们改变不利于健康的行为,最终实现知识、观念、行为的统一。

（二）健康教育的作用

1. 普及卫生知识　健康教育首先是卫生知识的传播,把相关知识教给需要的人,才能知道如何建立良好行为,积极开展自我保健。

2. 防病治病工作的一部分 日常生活中常见的肠道传染病的预防有赖于"饭前洗手、不喝生水"这些卫生习惯的宣传；有些常见传染病得到有效的控制甚至消灭有赖于计划免疫，这就需要人们对计划免疫有充分的认识；高血压、糖尿病的预防和治疗有赖于减少不良的行为生活方式、规范系统的治疗、患者良好的遵医行为，而这些都有赖于健康教育。

3. 节省卫生资源 健康教育是一项投入少、效益高的社会性工作。与医疗费用相比，健康教育的投入是很少的，美国凯瑟基金会明确指出：医院通过开展健康教育与临床治疗相结合，大大减少了医疗费用。WHO 总干事马勒总结各国防治心脑血管疾病和恶性肿瘤等慢性病的经验后说："健康教育是一项高效益的卫生保健措施。"虽然健康教育的投入在近期不易产生直接效果，但其效益是融合在总效益之中，长远能获得更大效益。

4. 促进精神文明建设 WHO 在 20 世纪 90 年代相关文件中对健康进行阐述时已把健康提升到道德健康的水平，把健康教育与医德教育、精神文明建设结合起来，切实做好相关工作。

对社区护士而言，健康教育主要是传播健康信息，倡导科学、文明的生活方式，帮助社区、家庭、个体建立有利于健康的行为生活方式。

二、社区健康教育的概念

（一）社区健康教育的定义

社区健康教育是以社区为单位，以社区人群为教育对象，以促进居民健康为目标，有组织、有计划、有评价的教育活动。其目的是挖掘个人、家庭和社区的保健潜力，引导社区居民树立健康意识，关心自身、家庭和社会的健康问题，培养健康行为生活方式，提高自我保健能力和群体健康水平。

（二）社区健康教育的对象、内容和方法

1. 社区健康教育的对象 社区健康教育面向社区的全体居民。在进行健康教育时，为了使健康教育更有针对性，可将社区居民分为以下 4 类：健康人群、高危人群、患病人群、患者家属及照顾者。

（1）健康人群：在社区中占的比例最大，由各个年龄段的健康人群组成。对这类人群的教育侧重于卫生保健知识宣传，提高常见病的预防，增进健康的技能。

（2）高危人群：指有某些疾病家族史或不良行为生活方式的人群或需接触某些职业因素的人群。侧重于纠正不良行为生活方式和生活习惯，消除隐患，学会自我检查和监测。

（3）患病人群：各种急、慢性病的患者，包括临床期、康复期、临终期的患者。如对糖尿病患者、恶性肿瘤晚期患者的健康教育，侧重于疾病康复知识教育和遵医行为的培养。

（4）患者家属及照顾者：患者家属及照顾者可能会因为缺乏护理基础知识或因长期护理而产生心理和躯体上的疲惫，会影响患者的治疗、康复，也会影响其自身的健康，所以，对其进行健康教育十分必要。帮助他们掌握科学的居家护理技能，坚定持续治疗和护理的信念，学会心理调节。

2. 社区健康教育的内容

（1）一般性健康教育：包括公民健康素养、基本知识与技能教育、健康生活方式、可预防因素教育、重点疾病防治知识教育、公共卫生问题教育、突发公共卫生事件教育等。

（2）不同人群健康教育：①按年龄阶段分为儿童、青少年、中老年人、0～6岁儿童家长。②按健康状况分为健康人群、高危人群、患病人群、家属和照顾者。③按重点场所、职业分为托幼机构、小学、工矿企业、餐饮业、农民工等。

（3）卫生法律法规及相关政策：主要包括《中华人民共和国食品安全法》《中华人民共和国环境保护法》《中华人民共和国传染病防治法》及医疗保险政策等。

3. 社区健康教育的方法　常用的社区健康教育方法可归纳为以下 4 种。

（1）语言教育：包括交谈、健康咨询、专题讲座、小组座谈和报告、演讲等，是目前社区健康教育最基本、最主要的方式。

（2）文字教育：包括卫生标语、发放卫生传单、订阅卫生报刊、制作卫生墙报、专栏等。

（3）形象化教育：包括图片、照片、标本、模型、示范、演示等。例如，通过展示长期吸烟者的肺部标本，激发人们的戒烟意识。

（4）电化教育：包括广播、电视、电影、幻灯、录像等。

三、社区健康教育的步骤

健康教育是有组织、有计划的健康教育活动。其基本程序可分为 5 个步骤，具体如下。

（一）社区健康教育评估

社区健康教育评估是通过各种方式收集有关健康教育需求的资料信息，明确社区内的主要健康问题，以此作为制订健康教育计划的依据。一般从以下两个方面收集资料。

1. 社区人群评估　包括年龄、性别、职业、文化程度、经济状况、生活习惯、宗教信仰等；人群身心健康状况、常见疾病类型及主要危险因素。

2. 社区环境评估 包括社区地理环境、医疗资源情况、有无污染、休闲娱乐设施、沟通系统及福利系统等。

（二）社区健康教育诊断

社区健康教育诊断即确定健康教育问题。根据评估资料进行分析，按严重程度进行排列，对社区内开展健康教育的各种人力、物力资源进行分析，进行成本 - 效益评估，从而决定开展健康教育项目。

（三）社区健康教育计划

1. 确定社区健康教育的目标 目标分为长期目标和短期目标。

（1）长期目标：即总体目标，是对最终结果的描述。例如"控制社区居民吸烟"。可用健康指标测定，例如"实施健康教育计划 10 年后，当地居民肺癌死亡率明显降低"。

（2）短期目标：即具体目标，是保证长期目标的实现提出的目标，是阶段性、可测定的目标。可用教育指标、行为指标测定。教育指标是测量为实现行为改变所必需的知识，例如"执行健康教育计划半年后，70% 以上的社区居民能说出 3 条以上吸烟的危害，60% 以上的吸烟者相信自己能够戒烟并掌握 1 种以上戒烟的方法"；行为目标反映教育对象行为改变情况，例如"执行健康教育计划 1 年后，50% 以上的吸烟者戒烟或减少吸烟量，公共场所无人吸烟"。

2. 设计健康教育的过程 根据人群的知识水平、接受能力确定教育内容，选择健康教育的方法，计划所需设施、资料，组织和培训健康教育人员，安排活动日程，进行经费预算，设计监测与评价方案。

（四）社区健康教育实施

社区健康教育的组织实施，是运用健康教育的理论与方法，解决社区健康问题的实践过程。

1. 做好社区动员

（1）开发领导层：使社区领导认识到社区健康教育的重要性，主动争取领导层将健康教育纳入重要日程，并制定促进健康教育的政策，给予社区健康教育有力的支持。

（2）社团组织的动员：充分发挥共青团、妇联或宗教团体等社团组织的作用。

（3）社区群众的动员：充分调动群众的积极性，有效地开展健康教育。

2. 积极组织协调 健康教育活动往往涉及多个部门、单位和多层次的人员，因此需要积极组织协调，要合理安排经费使用、人力配备、计划管理。

3. 做好培训指导 对实施健康教育的兼专职人员进行基本知识、工作方法与技巧的培训，正确选择健康教育的内容及方式，培养典型，总结经验，及时推广。

4. 及时评价和修正　建立信息反馈系统，对教育过程进行动态观察，检查各项活动是否按计划顺利进行，随时发现问题，以便及时修订、完善方案及其细节。

（五）社区健康教育评价

健康教育评价是根据已制订的社区健康教育计划，对健康教育工作的各个步骤进行对比总结和修改的过程，以确保计划实施成功。健康教育评价可分为过程评价和效果评价两类。

1. 过程评价　是对计划的全过程进行评价，主要包括以下内容。

（1）监测计划实施过程中各项活动是否按计划要求进行。

（2）计划实施是否取得预期效果。及时发现计划中存在的问题，有针对性地进行干预，对计划进行修订，保证计划执行质量。

2. 效果评价　包括对人群知识、信念态度的变化进行评价，主要指标有卫生知识知晓率、卫生知识合格率、健康信息形成率、卫生知识平均分数等；目标人群的行为改变，主要指标有健康行为形成率、不健康行为改变率；目标人群的健康状况、生活质量的改变情况，主要指标有生理学指标、心理学指标、疾病、死亡指标等。

四、健康促进的概念与策略

（一）健康促进的定义

WHO 曾给健康促进作如下定义：健康促进是促使人们维护和提高自身健康的过程，是协调人类与环境之间策略，规定了人与社会对健康各自所负的责任。

（二）健康促进的活动领域

世界卫生组织于 1986 年在加拿大渥太华召开国际健康促进大会，发表了《渥太华宣言》，宣言中提出了健康促进有 5 个主要活动领域。

1. 制定促进健康的公共政策　要求各级政府在制定政策时，要考虑是否对人民健康有利。

2. 创造支持性环境　构建和谐社会，营造对健康有利的自然环境和社会环境。

3. 强化社区行动　健康促进的重点在社区，发动社区力量，利用社区资源，强化社区健康促进，保障全民健康。

4. 发展个人技能　通过健康教育，增长保健技能，才能很好地应对人生各阶段的健康问题。

5. 调整卫生服务方向　卫生部门不仅要提供临床医疗服务，还需提供健康促进服务。健康促进不仅由卫生部门来完成，更需要全社会参与，国家应建立促进健康的卫生保健体系及社会保障体系。

（三）健康促进的基本策略

《渥太华宣言》中确定的健康促进的三大策略，即倡导、赋权和协调。

1. 倡导　倡导政策支持、社会各界对健康措施的认同，倡导卫生部门调整服务方向，激发社会对健康的关注和群众参与意识，创造有利于健康的社会经济、文化、环境条件。

2. 赋权　健康是基本人权，健康促进在于实施健康方面的平等，保障人人享有卫生保健方面的平等，保障人人享有平等的机会与资源，把健康掌握在群众自己手中。

3. 协调　协调个人、社区、卫生机构、经济部门、政府、非政府组织在健康促进中的利益与行动，组成强大联盟和社会支持体系，共同努力实现健康目标。

健康促进的核心策略是社会动员，把健康目标转化为社会行动，包括动员领导层、社区政府、非政府组织（如共青团、妇联、工会与宗教团体）、相关专业人员、家庭与个人。

五、护士在社区健康教育中的作用

（一）直接参与健康咨询与教育

社区护士经常深入社区、深入家庭，将健康教育工作融入护理实践，为社区居民提供健康信息，指导社区居民进行自我保健，做出健康选择。

（二）组织作用

社区健康教育是有目标、有计划、系统的健康教育活动，社区护士与社区居民接触多，容易获得居民信任和尊重，教育活动由社区护士组织更容易实现。

（三）协调作用

在实施社区健康教育的过程中，需要各类人员的密切配合，护士在社区领导、医师、营养师、专职教育人员、社区居民之间起协调作用，以满足不同对象对健康教育的需求。

（四）研究作用

社区护士在社区从事一线工作，在健康教育过程中更容易发现新问题，提出新措施，总结新观点。

第四节　三级预防在社区护理中的应用

社区护理是以健康为中心，以人群为对象，以预防为重点的护理，社区护士要正确理解和运用疾病预防策略和措施，树立预防观念，尤其是三级预防观念。

一、疾病的自然发展史

为了更好地理解三级预防策略和措施，需要先了解疾病的自然发展过程。一般来说，疾病的出现有一个发生、发展的过程，可分为 4 期。

（一）疾病前期

此阶段并未形成疾病，但有危险因素存在或病因作用于机体，如某人没有高血压，但存在遗传、高盐饮食、体重超重等危险因素；或某人周围存在感冒患者，此患者已存在明显的感冒症状，但某人并不是一接触，立刻出现与他一样的表现。

（二）疾病早期

疾病早期即临床前期，此阶段尚无典型临床症状出现，但已有各种生理、病理改变。如某人血压已偏高，但无任何不适感觉；或某人接触了感冒患者后感觉轻度不适、咽干、疲乏、食欲缺乏等不典型症状。

（三）症状明显期

症状明显期即临床期，个体出现典型的临床症状和体征，医师根据此期临床表现来诊断疾病，如高血压患者同时伴有头晕、头胀、耳鸣等症状；或某人感冒，会出现发热、嗓子疼、咳嗽、流涕、打喷嚏等症状。

（四）恢复期

恢复期即临床后期，此期疾病进一步发展，如有些感冒患者能够自愈，某些疾病患者能够在药物、手术治疗帮助下康复，有些患者则最终疾病恶化，导致残障甚至死亡。

二、三级预防的内容

三级预防是针对疾病的发生、发展的不同阶段，开展疾病预防，是预防医学的一个重要理念。随着社会和医学的发展，三级预防理念已渗透到临床医学之中。

（一）第一级预防

第一级预防也称病因预防，是针对病因或致病危险因素采取的预防措施。相当于在疾病之前拉起的第一道防线，是最积极、最有效、最经济的预防。主要目的是在疾病发生之前，采取有力的措施预防疾病发生。采取的措施包括增进健康的措施和特殊保护措施。

1. 增进健康的措施　健康教育、平衡膳食、良好的饮食习惯、注重心理调适，提高自我保健能力，制定有益于健康的公共策略，修建公共体育场所。

2. 特殊保护措施　保护环境，预防环境污染、预防接种、食用碘盐、改革工艺、给工人发放防护用品、婚前检查、禁止近亲结婚，提供清洁卫生的饮用水、食品安全、公共场所禁止吸烟。

（二）第二级预防

第二级预防又称临床前期预防，其中心思想为"三早"，即"早发现、早诊断、早治疗"，对传染病的预防归纳为"五早"，即"早发现、早诊断、早治疗、早隔离、早报告。"其目的是在疾病发生的早期，采取有力措施，预防疾病加重、恶化或转为慢性，提高治愈率、有效率，防止疾病在人群中蔓延。具体措施有：提高诊疗技术、定期体检、学会自我检查、开展疾病普查、高危人群筛查、加强高危人群管理、治疗癌前期病变等。

（三）第三级预防

第三级预防又称临床预防，症状明显期，甚至疾病晚期是不是就不用采取预防措施了呢？仍需要采取有效的预防措施。其目的是预防病情进一步恶化、转移，预防并发症和残障，减轻患者的痛苦，延长患者的寿命或提高生命质量，减轻对个人、家庭或社会所造成的负担。其主要措施是有效的治疗和康复，也包括开展爱护病残教育和临终护理。

针对不同类型的疾病，有不同的三级预防策略。不论病因是否明确，职业因素所致的疾病，医源性疾病都要把工作重点放在第一级预防，特别是没有有效治疗手段的疾病；而对于病因不明确，发病比较潜隐的慢性病、各种能够在人群中蔓延的疾病，除致力于第一级预防外，还要重视第二级预防，即使对于临床期的患者甚至疾病晚期的患者也不要忽视，要重视第三级预防。对于有些疾病采取的第三级预防措施，甚至可以起到第一级预防的作用，比如对高血压患者进行系统规范的管理，对于冠状动脉粥样硬化性心脏病和脑卒中可以起到相当于第一级预防的效果。

第五节　家系图在社区健康档案中的应用

为了掌握社区居民的健康状况，有针对性地开展健康促进和疾病防治工作，以及提供健康教育和定期上门出诊等服务，社区卫生服务机构需要建立社区居民健康档案，记录社区居民健康状况及相关健康信息，从而为社区诊断、制订社区卫生服务计划提供基础材料。社区卫生服务提供的是综合性、连续性的服务，记录完整、系统的健康档案是开展社区卫生服务的基础；社区护士在照顾患者的同时，还要考虑患者的家庭状况、家庭资源和社区健康问题等，除了担当好服务者的角色，还肩负教育者、管理者和协调者的角色，健康档案的内容和形式与医院中的护理档案应有所不同。

一、社区健康档案的概念

（一）健康档案的定义

健康档案是卫生保健服务过程中的信息收集工具，是记录居民健康状况的系统性文件。

（二）社区健康档案的定义

社区健康档案是以社区为范围，以社区居民为对象，记录个人及家庭健康基本状况、疾病动态和保健及社区健康资料的各种文件资料。

（三）建立社区健康档案的意义

1. 满足居民自我保健的需要　居民可以通过身份安全认证、授权查阅自己的健康档案，系统、完整地了解自己生命各阶段的健康状况和利用卫生服务的情况，主动接受医疗卫生机构的健康咨询和指导，提高自我保健意识和能力。

2. 满足社区卫生服务机构健康管理的需要

（1）社区卫生服务机构通过健康档案可全面系统地了解患者的健康问题及其患病的相关背景信息，为居民提供便捷、有效和连续性社区卫生服务，提高工作效率和资源利用效率。

（2）应用流行病学及医学统计学方法对健康档案中记载的卫生问题进行分析总结，有利于做出社区卫生诊断，并在此基础上制定社区卫生服务规划，实施并进行评价。

3. 满足管理者健康决策的需要　健康档案中反映出的社区居民健康状况、危险因素，以及由其分析出来的卫生需求，是卫生管理机构制定区域卫生规划、卫生服务计划及措施，进行卫生服务效果、效益评价的依据。

4. 其他　社区健康档案还可用于评价社区卫生服务质量和技术水平，为教学、科研提供参考资料，以及为相关司法工作提供客观依据。

二、社区健康档案的主要内容

社区健康档案一般由个人健康档案、家庭健康档案、社区健康档案 3 个部分组成。

（一）个人健康档案

个人健康档案记录与个人健康有关的资料，包括患者基本资料、健康问题，包括一个人从出生到死亡的整个过程，其健康状况的发展变化情况以及所接受的各项卫生服务记录。

1. 患者的基本资料　患者的基本资料包括以下 3 个方面。

（1）人口学资料：年龄、性别、民族、文化程度、职业、婚姻状况、经济状况、医疗费支付形式、联系电话等。

（2）健康行为资料：饮食习惯、吸烟、饮酒、运动情况等。

（3）临床基本资料：健康基础资料包括身高、体重、血压、健康检查情况、预防接种等，既往健康资料包括既往史、疾病诊治情况、家族史等。

2. 健康问题目录　记录影响个体健康的问题，问题名称可以是确诊的疾病名称，也可以是某种症状、手术、社会或家庭问题、行为问题、异常的体征或化验、特殊检查结果等。健康问题目录放在健康档案之首，有利于社区护士在短时间内了解个体在一段时间内的主要健康问题。可将问题分为慢性问题和急性问题，也可按照问题的性质分为主要问题目录、暂时性问题目录和长期用药清单，并可以以表格形式列出。

3. 问题描述和问题进展记录　是患者每次就诊情况的详细记录。将每个问题及其进展依序号以 SOAP 形式描述："S"主观资料，包括主诉、症状、疾病史、家族史、社会生活史等，尽量按患者及其陪伴者的陈述记录；"O"客观资料，由医务人员观察、检查所得，包括体格检查、实验室检查、患者态度、行为以及心理和行为测量结果；"A"对健康问题的评估，是问题描述中最重要的部分，包括诊断、鉴别诊断、问题的轻重程度及预后等，问题可以是生理的、心理的、社会的或未明原因的症状（主诉）；"P"对问题的处理计划，包括诊疗计划、健康指导等，内容不仅限于治疗措施，还包括预防、保健、康复、健康教育，应以患者为中心，以预防为导向，从生理、心理、社会各方面考虑。

4. 病情流程　主要针对患有慢性病和某些特殊疾病需要医师重点随访的患者。记录病情在一段时间内的变化情况，根据特殊疾病拟订项目，主要指标包括主诉、症状、体征、检验结果、用药情况等。

5. 周期性健康检查记录　是运用格式化的健康筛检表格，针对不同年龄、性别、职业等的患者进行的健康检查。周期性健康检查以早期发现疾病及其危险因素并开展防治工作为目的，其对象主要是外表"健康"者。

6. 会诊、转诊记录　在社区医疗机构就诊或家庭病床治疗的患者，社区医师可根据具体情况进行会诊、转诊。会诊记录包括会诊时间、会诊原因、会诊诊断及处理等内容；社区医疗中的转诊记录为双向，主要包括转诊时间，患者简要病史、体格检查及辅助检查结果、初步诊断、治疗情况，患者现在情况、存在的主要问题及处理。

7. 预防保健记录　包括健康筛查、预防接种、健康危险因素评价、健康咨询等。国家规定对某些特定人群实施初级卫生保健，如妇女保健、围生期保健、婴儿保健、少儿保健及计划免疫、预防接种，采用保健卡记录，目前我国开展得较规范的有儿童计划免疫及部分妇幼保健项目。

（二）家庭健康档案

家庭健康档案是以家庭为单位，记录其家庭成员和家庭整体在医疗保健活动中产生的有关健康基本状况、疾病动态、预防保健服务利用情况等的资料信息，包括家庭基本情况、家系图、家庭评估、家庭主要健康问题和家庭各成员的个人健康档案。

1. 家庭基本情况　包括家庭住址、居住环境、家庭经济、家庭生活周期、家庭各成员基本情况（姓名、性别、出生日期、职业、婚姻、文化程度、患病情况等）。

2. 家庭评估　包括家庭结构评估和家庭功能评估。家庭结构包括家庭的类型、家庭交流方式、家庭决策程序及家庭各成员所扮演的角色等。家庭功能是指家庭对家庭成员和对社会两个方面的作用，可采用社会学量表进行评估，如通过 APGAR 问卷测试，进行适应度、合作度、成长度、情感度、亲密度等评价。

3. 家庭主要健康问题　涉及家庭生活和家庭功能的各个方面，包括与家庭结构和功能有关的生理、心理、社会各方面的重大事件，特别是疾病或各种压力、危机等。家庭健康问题主要有两类：一是健康问题，如家庭成员患重大疾病、死亡等；二是与健康密切相关的社会、家庭问题，如搬家、失业、离婚、社会地位或经济状况发生重大改变等。

（三）社区健康档案

社区健康档案是以社区为范围，通过入户调查、现场调查和现有资料搜集等方法，收集、记录和反映社区主要卫生特征、环境特征、资源及其利用状况的信息，并在系统分析的基础上做出的社区卫生诊断，包括社区基本资料、社区卫生服务资源、社区卫生服务状况、社区居民健康状况等。社区基本资料指社区地理及环境、社区产业及经济、社区各种组织、社区动员潜力等；社区卫生服务资源指社区卫生服务机构、社区卫生人力资源；社区卫生服务状况可通过门诊统计、转诊统计、住院统计等指标反映；社区居民健康状况通过社区人口学资料、社区疾病统计指标、社区死亡统计指标等反映。

第六节　家庭护理

家庭是构成社区的基本单位，社区护理是以家庭为单位实施的。家庭对遗传、儿童生理、心理发育、对个人卫生习惯和行为生活方式的形成、疾病发生、传播及康复都产生关键影响，家庭在疾病预防保健、医疗、康复、健康教育、计划生育各方面都占有十分重要的地位。社区护士应对家庭的结构、功能、生活周期有充分的理解，在社区工作中，以家庭相关理论为指导，提供预防性指导，及时发现家庭问题，合理利用家庭资源，对家庭实施健康管理。

家庭访视是指为了维护和促进个人及家庭、社区的健康，在服务对象家中进行的护理服务活动。家庭访视是社区护理的主要形式。通过家庭访视，社区护士可了解家庭环境，发现家庭健康问题，充分利用家庭内外资源，促进家庭功能，与访视对象建立良好的信赖关系，适时进行护理干预，促进家庭健康。

（一）家庭访视的种类

按访视目的可分为 4 类。

1. 评估性家访　深入家庭进行评估，对家庭环境、家庭成员的健康问题进行现场评估，可有效地发现家庭健康问题。初入社区进行的家访主要是此种类型，一般用于有年老体弱患者、有家庭问题或心理问题的家庭。

2. 连续照顾性家访　定期为患者提供连续性照顾，主要用于患有慢性病、残疾、肿瘤、脑卒中恢复期等疾病患者。可设立家庭病床进行护理，也包括临终护理。

3. 急诊性家访　用于家庭出现紧急情况如外伤处理或严重疾病的院前急救。

4. 预防保健性家访　主要进行预防保健工作，如产后新生儿访视。

（二）家庭访视的步骤

家庭访视的步骤分为访视前、访视中和访视后 3 个阶段。

1. 访视前准备

（1）选择访视对象：社区中家庭数量很多，工作人员需要有计划、有重点、有目的地安排家庭访视的优先顺序。原则上急性病为先，慢性病为后；传染性疾病为先，非传染性疾病为后；生活贫困、教育程度低者为先。目前在我国选择访视对象，以孤寡老人为主。

（2）制订访视计划：熟悉访视家庭相关信息，根据访视目的制订较具体的访视计划，如对新生儿访视要进行评估、健康指导、相关检查及测量、指导处理等。

（3）联系访视家庭：若是初次访视，可通过居委会联系，以后则可通过电话预约，将访视时间通知家庭，让家庭有所准备。

（4）准备访视用物：访视包内的物品应按访视目的和家庭具体情况进行准备。基本的访视物品包括①常用的体检工具，如体温计、血压计、听诊器、手电筒、量尺等；②常用消毒用品如 75% 乙醇、棉球、纱布和外科器械，以及隔离用品、常用药物、注射用具、记录单、健康教育材料、联系用具等。此外，还可根据访视目的临时添加物品，在确定被访家庭具备的物品可不必准备。

（5）安排访视路线：社区护士根据具体情况安排家庭访视路线，确定地址后，可根据交通路线安排，但要考虑情况紧急患者为先，新生儿访视在先，传染性疾病患者在后等进行调整。

（6）在单位留下联络方式：在开始访视前，将出发时间、预期回归时间、访视目的、访视家庭地址、路线及联络方式，留在工作单位。

2. 访视中的工作

（1）确定关系：初次访视时，社区护士需向访视对象介绍所属单位的名称和护士本人，向访视对象确认住址和姓名，与访视家庭建立信任、友好的工作关系。

（2）实施家庭访视：包括家庭评估、健康教育、咨询、相关护理操作。

（3）记录访视情况：访视时对收集到的资料、主要操作内容进行简单记录。

（4）结束访视：结束前做简单总结，如果需要，预约下次家庭访视时间。

3. 访视后的工作

（1）物品补充：访视回来后，要洗手、漱口，物品进行必要的消毒，整理和补充访视包中的物品。

（2）记录和总结：对访视过程、结果进行较详细的补充记录。

（3）协调合作：访视后与其他相关人员做好交流，以便于其他服务人员了解社区家庭情况或共同商讨解决问题的办法。

（4）评价访视活动：对访视情况进行评价，作为下次访视计划的依据。

（三）家庭访视的注意事项

1. 准备充分，目的明确　访视前根据访视目的制订好访视计划，准备好访视用物，以利于访视高效率地进行。

2. 机会恰当，时间合适　入户时间可与被访视家庭协商选择适宜的时间，每次访视时间不宜过长，一般以不超过 1 小时为宜。

3. 注意沟通技巧　初次入户可由居委会和楼长带领介绍，称呼要恰当。入户后交谈内容要切合居民需求，既要与家庭建立友好、信任、合作的关系，又不要与家庭过度亲密，要保持适宜的距离。

4. 注意安全　家庭访视的安全问题包括两个方面：人身安全和法律安全。

（1）人身安全：访视前在服务站留下联络方式，特殊情况下要有陪同人员同行；穿着要得体；家庭访视中尽量要求家属在场。

（2）法律安全：做好相关记录和文件签署，避免医疗纠纷；与家庭建立合作、信任的关系；操作规范，注意提高技术水平；入户前准备工作要充分，给家庭留下良好的职业印象。

第三章　社区环境与健康

第一节　环 境 概 述

人与环境之间存在着密不可分的关系。人类与其他生物不同，不仅可以以生存为目的适应环境，而且为了提高生存质量，可以通过智慧和劳动改造环境，使环境更适合人类生存，但这种改造也有可能恶化人类的生存环境。

流行病学研究表明，人群的健康与环境中的各种因素相互关联。因此研究社区环境与健康的关系，充分利用社区中有利的环境因素，控制和消除社区环境中的有害因素，可以达到预防疾病、增进健康、提高生命质量的目的。

一、环境和社区环境的概念

环境是指人类赖以生存和发展的各种因素的总称，包括一切客观存在的自然条件和社会条件。

社区环境是相对于作为社区主体的社区居民而言的，它是社区主体赖以生存及社区活动得以产生的自然条件、社会条件、人文条件和经济条件的总和。

依据这些因素的属性，可以把社区环境分为两大类：即自然环境和社会环境。

（一）自然环境

自然环境是指围绕人类社会的自然条件的组合。自然环境按其属性可分为生物因素、化学因素、物理因素。

1. 生物因素　地球上的生物包括植物、动物和微生物。生物之间都在相互依存和相互制约中生存，例如绿色植物利用日光进行光合作用，从空气、土壤、水中吸取营养物质组成自身成分并贮存大量能量；动物则主要依靠绿色植物提供养料和能量，同样的关系存在于动物和动物以及人和动物之间。生物之间这种物质转换和能量传递的关系，常常是通过食物链的形式进行的。人类除直接与空气、水、土壤等密切相关外，还通过食物链中的多种生物与各种环境因素发生密切关系。

2. 化学因素　空气、水、土壤等的自然化学组成都是比较稳定的，这种相对稳定的环境是保证人类正常生活和生产的必要条件。任何自然因素的变动或人为活动，都可能使空气、土壤、水及食物的化学组成发生变化，例如生活、工业中燃煤，排出大量的烟尘和二氧化硫，使空气中二氧化硫的含量增高；含汞工业废水污染水源，使饮用水中含汞量增高；用含镉废水灌溉农田，水稻吸收水中的镉，使米中含镉量显著增多等；洪水、地震、风暴、火山爆发等自然灾害，有时也可使局部地区的空气、土壤的化学组成发生很大变化。

3. 物理因素　充足的阳光和适宜的气候是人类生存的必要条件。生活和生产环境的气温、气湿、气流、气压等气象条件，噪声、振动、电离辐射和非电离辐射等物理因素，无不与人类生活、生产和健康有密切关系。随着工农业生产的发展，环境中某些物理状态可能因污染而发生改变，例如机器运转和交通运输可以产生噪声和振动；高频电磁场和微波的应用，可使周围环境出现高频电磁辐射；放射性物质的人为污染，可使环境中电离辐射强度增大等。

（二）社会环境

社区环境是由自然环境和社会环境共同组成，两者都会对社区人群健康有影响。良好的社区环境可增进社区人群健康，反之，会对社区人群健康有损害。

社区卫生服务站是社区环境的组成部分。作为社区卫生服务站的工作人员——社区护士，有义务充分利用社区资源，对社区居民进行健康教育，使其认识到空气卫生、饮用水卫生、食品卫生与健康的关系，关注社区环境中存在的对健康有害的危险因素，通过各种渠道和方式，采取必要的措施来控制这些危险因素，进而保护社区的环境，增进社区人群健康。

二、环境污染及其对人群健康的影响

（一）环境污染

1. 环境污染概念　主要由于人为的因素使环境的组成或状态发生变化，扰乱和破坏生态系统的平衡、人类正常的生活、生产环境，对人和其他生物造成直接的、间接的或潜在的有害影响，称为环境污染。

2. 环境污染物分类　进入环境并引起环境污染的物质称为环境污染物。环境污染物按其属性可分为以下 3 类：

（1）生物性污染：如细菌、真菌、病毒、寄生虫等。

（2）化学性污染：如有毒有害气体：CO、NO_x、H_2S、SO_2；重金属，如铅、汞、镉等；有机溶剂及农药等。

（3）物理性污染：如振动、噪声、电磁辐射、热能等。

3. 环境污染物来源　环境污染物来源主要有生产性污染、生活性污染、其他污染来源 3 个方面。

（1）生产性污染：工业"三废"（废气、废水、废渣）和农业生产过程使用的农药、化肥等。

（2）生活性污染：日常生活垃圾、粪便、污水；家庭生活中使用的各种化学物品，如洗涤剂、杀虫剂、家庭装饰材料等，以及家庭燃煤、燃气等。

（3）其他污染来源：交通运输过程中产生的废气和噪声，电磁通信设备所产生的微波等电磁辐射，军用、医用原子能所产生的放射性污染等。

（二）环境污染对社区人群健康的影响

随着人类疾病结构模式的转变，环境污染对社区人群健康的危害越发凸显出来，它对健康的危害是复杂多样的，其危害程度受多种因素的作用。只有清晰地认知环境污染对健康的损害，才能强化人们的环境保护意识，防止环境污染对人群健康造成伤害。环境污染对人群健康的损害按照性质可分为特异性危害和非特异性危害。

1. 特异性危害　是指由环境污染物直接对人体造成的直接危害，包括急性危害、慢性危害和远期危害。

（1）急性危害：指环境污染物在短时间内大剂量或高浓度进入人体引起的危害。例如，1952 年英国伦敦的烟雾事件，1943 年洛杉矶的光化学烟雾事件，2010 年墨西哥湾原油泄漏事件。

（2）慢性危害：指环境污染物长期小剂量或低浓度反复作用于人体所引起的危害。例如，日本的水俣病（人长期食用含有甲基汞的水产品引发的中毒）、日本的痛痛病（人长期使用含镉的工业废水灌溉的稻米而引发的中毒）、在生产环境中接触含铅、汞、苯等有毒物质引起的慢性职业性中毒等。

（3）远期危害：指污染物引发的致癌、致畸、致突变作用。①致癌作用，是指导致人或哺乳动物患癌症的作用。②致突变作用，是指导致人或哺乳动物发生基因突变、染色体结构变异或染色体数目变异的作用。③致畸作用，是指作用于妊娠母体，干扰胚胎的正常发育，导致新生儿或幼小哺乳动物先天性畸形的作用。

2. 非特异性危害　是指环境污染使一些常见病、多发病的发病率上升和病情加重，使人体抵抗疾病的能力降低，如大气污染使人群呼吸道疾病发病率增加，支气管哮喘病情加重。

三、我国环境污染现状及防制对策

环境对健康有着重要的影响，环境保护已成为世界关注的问题和难题。近年来，我国逐步完善了环境保护的相关法律法规，1990 年，国家环保局首次公布了《1989 中国环境状况公报》，公报内容包括我国环境污染状况、生态环境状况和环境保护工作情况，此后每年都会出台相关公报，指导国家环保对策，提高人们的环保意识和责任感。

（一）环境问题的原因

这是多方面的，既有自然地理因素，也有经济、人文社会等因素。

1. 经济因素　我国经济正处于从传统计划经济向市场经济转轨时期，同时也是经济高速增长时期，从发达国家经济发展的历史来看，这个阶段正是生态环境问题最严重的时期，因此我国在这一时期承受着巨大的生态环境压力。经济体制改革是对社会生产力的极大解放，刺激了国民经济的高速增长，但与此同时，对资源开发利用规模和各行业污染物排放量也会随之高速增加。人们只关注于经济增长的数字，却忽略了其背后所付出的沉重代价，即对资源的掠夺式开发造成环境的极大破坏。

2. 人文因素　环境问题本质是人文原因造成的。一方面，我国人口众多，环境的资源压力大，环境问题与人口有着密切的因果联系。人口问题与环境问题是当代中国发展面临的重大挑战，庞大的人口数量及增长，引发了一系列的社会经济问题，对环境造成了巨大的冲击。人口问题导致我国资源的绝对短缺，出现对资源无节制的开发，同时伴随着惊人的浪费，对经济可持续发展战略的实施造成极大的压力。另一方面，公众环保意识普遍较差，大多数人对于环境问题的客观状况缺乏一个清醒的认识。我国公众环保意识中具有很强的依赖政府型的特征，因此政府对于强化公众环境意识具有决定性的作用。

（二）环境污染防治对策

1. 促进地区经济与环境协调发展。各地区要根据资源禀赋、环境容量、生态状况、人口数量以及国家发展规划和产业政策，明确不同区域的功能定位和发展方向，将区域经济规划和环境保护目标有机结合起来。推动区域经济发展的同时，坚持环境优先，大力发展高新技术，优化产业结构，加快产业和产品的升级换代，同时完成排污总量削减任务，做到增产减污。在生态环境脆弱的地区和重要生态功能保护区实行限制开发，合理选择发展方向，发展特色优势产业，确保生态功能的恢复。在自然保护区和具有特殊保护价值的地区实行禁止开发，严禁不符合规定的任何开发活动。

2. 以饮水安全和重点流域治理为重点，加强水污染防治。要科学规划和调整饮用水水源保护区，切实加强饮用水水源保护，建设好城市备用水源，解决好农村饮水安全问题。坚决取缔水源保护区内的直接排污口，严防养殖业污染水源，禁止有毒有害物质进入饮用水水源保护区，强化水污染事故的预防和应急处理，确保群众饮水安全。

3. 以防治土壤污染为重点，加强农村环境保护。开展全国土壤污染状况调查和超标耕地综合治理，污染严重且难以修复的耕地应依法调整；合理使用农药、化肥，防治农用薄膜对耕地的污染；积极发展节水农业与生态农业，加大规模化养殖业污染治理力度。推进农村改水、改厕工作，搞好作物秸秆等资源化利用，积极发展农村沼气，妥善处理生活垃圾和污水，解决农村环境"脏、乱、差"问题，创建环境优美乡镇、文明生态村。发展县域经济要选择适合本地区资源优势和环境容量的特色产业，防止污染向农村转移。

4. 完善环境保护法，强化人们环保理念。通过认真评估环境立法和各地执法情况，完善环境保护法律法规，加大对违法企业行为处罚的力度，重点解决"违法成本低、守法成本高"的问题。完善环境技术规范和标准体系，科学确定环境基准，努力使环境标准与环保目标相衔接。另外，强化人们的环保理念，以家庭为单位，从个人做起，比如节约用水、骑自行车出行等低碳行为。家庭生活垃圾是环境污染的主要来源之一，政府应出台相应的举措来约束人们的行为，降低生活垃圾对环境的污染。

第二节　空气卫生与健康

地球周围包围着一层很厚的空气，叫大气圈，通常可分为3层：对流层、平流层（同温层）、电离层。对流层是大气圈中最靠近地表而且密度最大的一层，空气总量的95%都集中在这一层内，并由于太阳辐射和大气环流的影响形成各种气象现象。人类就生活在这一层的底部，这一层与人类生命活动关系最密切。空气是人类赖以生存的重要环境因素之一，人与外界环境不断地进行气体交换、热能交换等，以保持机体的正常生理活动。大气的组成成分，物理特性、化学特性、生物学特性与社区人群的健康和疾病密切相关。

一、大气卫生

（一）大气的化学组成及其卫生学意义

自然状态的空气是一种无色、无臭、无味的混合气体，其化学组成是比较稳定的。空气的主要成分为氮、氧、二氧化碳和微量惰性气体。干燥空气按容积百分比计算：氮占78.09%，氧占20.95%，氩占0.93%，二氧化碳占0.027%，4种成分占空气总容量的99.99%，其余是微量的氖、氦、氪、氢、氙等稀有气体。另外，空气中还含有一定量的水蒸气以及尘埃、微生物等各种夹杂物。

成年人每日呼吸 2 万多次，通过呼吸，吸入氧气，排出二氧化碳，以保证人体正常的生理功能和健康。通常大气氧气含量降至 14% ～ 15%，对人体无影响；降至 12%，可出现呼吸困难；降至 10% 时，人体会出现恶心、呕吐、智力活动减退现象；降至 7% ～ 8%，对一般人来说是一个危险界线，可引起窒息、体温下降、神志障碍、循环障碍等现象，甚至死亡。二氧化碳密度较空气大，当二氧化碳含量减少时对人体无危害，但其超过一定量时会影响人的呼吸（其他生物也是如此），原因是血液中的碳酸浓度增大，酸性增强，并产生酸中毒。空气中二氧化碳的体积分数为 1% 时，人体会感到胸闷、头晕、心悸；为 4% ～ 5% 时感到眩晕；6% 以上时使人神志不清、呼吸逐渐停止直至死亡。

（二）大气的物理性状及其卫生学意义

大气物理性状包括太阳辐射、气象和空气离子化等。

1. 太阳辐射　太阳以电磁波形式向宇宙空间放射的辐射能流称为太阳辐射，是产生各种天气现象的根本原因。太阳辐射通常可以分为 3 种：紫外线（波长 200 ～ 400nm），可视光（波长 400 ～ 760nm），红外线（760nm 至 1mm）。

（1）紫外线：紫外线的生物效应有色素沉着作用、红斑作用、抗佝偻病作用和杀菌作用。①色素沉着作用：这是人体对光线刺激的一种防御反应。长波紫外线（波长 320 ～ 400nm）可以使人皮肤细胞中的黑色素原通过氧化酶的作用，转变成黑色素而沉着于其中，保护皮肤使其不致过热。②红斑作用：波长 275 ～ 320nm 的中波紫外线具有红斑作用，即皮肤被紫外线照射后，局部出现皮肤潮红现象称为红斑，这是人体对紫外线的特异反应。③抗佝偻病作用：中波紫外线还具有抗佝偻病作用。因皮肤和皮下组织中的麦角固醇和 7- 脱氢胆固醇在紫外线作用下可形成维生素 D_2 和维生素 D_3，以维持正常钙、磷代谢和骨骼的正常生长发育，故紫外线具有抗佝偻病作用。④杀菌作用：短波紫外线（波长 200 ～ 275nm）能使蛋白质分子产生光化学分解，具有极强的杀菌作用，但对细胞的损伤也是极严重的。另外，经常进行户外活动，接受紫外线照射，可以提高自身的免疫力。紫外线虽对人体健康具有促进作用，但过强的照射能引起光照性皮炎、眼炎、雪盲、皮肤癌等疾病。

（2）可视光：又名可见光，指电磁波中能被人眼辨别的那一部分。可见光的波长在 380 ～ 780nm。该段光谱综合作用于机体的高级神经系统，能提高视觉功能和代谢功能，平衡兴奋和镇静作用，适宜的照度可预防近视和眼睛疲劳，提高情绪和劳动效率。

（3）红外线：红外线主要的生物学作用是使机体产生热效应，对活化细胞组织，促进血液循环有很好的作用。红外线还能够提高机体的免疫力，促进新陈代谢。过量的红外线照射能引起皮肤烧伤，体温升高，还可引起热射病、日射病、红外线视网膜灼烧等疾病。

2. 气象因素 气温、气流、气湿和气压等气象因素，对机体的冷热感觉、体温调节、心脑血管功能、神经系统功能、免疫功能等多种生理活动起着综合调节作用。然而，不良的气象条件，如严寒、酷暑、高湿、低气压、高气压，均能引起机体的生理代偿能力下降，从而引起多种疾病，如心脑血管疾病、关节疾病等。此外，气象因素对大气污染物的扩散，也具有极为重要的作用。如气流（即风速）与大气污染物的浓度成反比，风速越大，大气湍流的强度也大，对污染物的扩散稀释能力就越强；风速小则相反。

3. 空气离子 空气中轻、重离子数目的变化，与空气的其他污染指标变化具有密切关系。空气污染越严重，轻离子数目越少，重离子数目越多。空气阴离子对人体的作用是有益的，但阳离子也有其独特的生物学作用。空气阴离子的生物学作用有：①调节中枢神经的兴奋和抑制功能，缩短感觉时值和运动时值；②刺激骨髓造血功能，使异常血液成分趋于正常；③降低血压，临床上应用空气阴离子吸入治疗高血压、支气管炎、支气管哮喘等疾病；④改善肺的换气功能，促进气管纤毛颤动；⑤促进组织细胞生物氧化、还原过程。吸入空气阴离子，可改善睡眠、振奋精神，提高工作能力，同时还有一定的镇静、镇痛作用。而空气阳离子则可抑制气管纤毛运动、促进 5- 羟色胺的释放。如果空气离子浓度超过 106 个 /cm³ 时，则无论阳离子或阴离子，均对机体产生不良影响。空气中阴离子较多的海滨、森林公园、瀑布处，会使人产生舒适感；夏季雷雨之后，空气中阴离子增多，也会令人舒爽。而在城市的闹市区或拥挤的公共场所，人们出现胸闷、头晕、头痛等不适症状，则与空气中的阳离子及重离子增多有关。

（三）大气污染及其来源

由于人为或自然的因素，进入大气的污染物超过大气环境的自净能力，致使大气的构成发生改变，进而对人和生物的生存、健康产生直接或间接危害的现象称为大气污染。目前，大气污染问题已经成为全球关注的环境问题。

大气污染来源主要来自生产性污染、生活炉灶与采暖锅炉、交通运输性污染及其他污染 4 个方面。

1. 生产性污染 这是大气污染的主要来源，包括：①燃料的燃烧，主要是煤和石油燃烧过程中排放的大量有害物质，如燃煤可排出烟尘和二氧化硫；石油燃烧可排出二氧化硫和一氧化碳等。②生产过程排出的烟尘和废气，以火力发电厂、钢铁厂、石油化工厂、水泥厂等对大气污染最为严重。③农业生产过程中喷洒农药而产生的粉尘和雾滴。

2. 生活炉灶与采暖锅炉　城市中大量民用生活炉灶和采暖锅炉需要消耗大量煤炭，煤炭在燃烧过程中会释放大量的灰尘、二氧化硫、一氧化碳等有害物质。特别是在冬季采暖时，污染地区烟雾弥漫，致使呼吸道疾病发病率上升。

3. 交通运输性污染　汽车、火车、轮船和飞机等排出的尾气，其中汽车排出的有害尾气距人的呼吸带最近，能被人体直接吸入，其污染物主要是氮氧化物、碳氢化合物、一氧化碳和铅尘等。

4. 其他　自然灾害（如火山爆发、森林火灾）和某些意外事故（如工厂爆炸、火灾等）也会产生大量二氧化碳、二氧化硫和烟尘等空气污染物。

二、室内空气卫生

多年来，许多国家都在耗费巨资治理大气污染，并初见成效，然而室内空气污染往往比室外大气污染更为严重，尤其是在冬季门窗关闭情况下更为明显。室内空气污染常使人在不知不觉中引起疾病或病情加剧，因此，社区护士必须提醒社区居民关注室内空气卫生。

室内空气污染的来源及其危害主要有以下几个方面：

1. 人的活动　主要包括吸烟、呼吸、生活活动。香烟的烟雾中含有一氧化碳、尼古丁、多环芳烃等多种有害物。人的皮肤、衣物及卫生用品可散发出各种不良气味和废屑，人体也在不断地向外界呼出二氧化碳、水蒸气，释放出多种细菌和多种气味。

2. 家庭炉灶　家庭炉灶对室内的污染，首先是燃料燃烧过程中产生的污染物，包括二氧化硫、氮氧化物、一氧化碳、二氧化碳、烃类以及悬浮颗粒物等。其次，烹调用油和食物加热时产生的油烟，是肺鳞癌和肺腺癌的危险因素。

3. 建筑材料及装修材料　室内的基本建筑材料、装修材料均会产生污染物。其主要污染物有甲醛和苯为主的挥发性有机化合物、氡以及放射性核素。苯是一种无色、具有特殊芳香昧的挥发性液体，轻度苯中毒会造成嗜睡、头痛、头晕、恶心、呕吐、胸部紧束感等。室内苯主要来自于装修中使用的胶、漆、涂料和建筑材料的有机溶剂。甲醛为无色易溶的刺激性气体，可经呼吸道吸收，长期接触低剂量甲醛可引起慢性呼吸道疾病、女性月经紊乱、妊娠综合征等疾病。

4. 室外污染　室外大气污染物可以通过门窗进入室内，因此室内空气污染常与室外空气污染密切相关。

三、空气卫生防护

空气污染与能源结构、工业布局、交通管理、人口密度、植被覆盖率、气象条件相关联，要想做好空气卫生防护，必须采取综合性措施，保证大气卫生质量符合要求。具体措施如下：

（一）科学规划、合理布局

应结合城镇规划，全面考虑工业布局。工业建设应多设在小城镇和工矿区；避免在山谷内建立有废气排放的工厂；将工业区配置在当地最小风向频率的上风侧；在工业企业与居民区之间应设置一定的卫生防护距离。

（二）改革工艺，节能减排

加强生产流程的工业改革，以无毒、低毒原料替代毒性大的原料，加强除尘、排毒及生产管理。在城市应尽量选择使用低硫和低灰成分的燃煤。应因地制宜地开发水电、地热、风能、海洋能、核电以及太阳能等。

（三）加强绿化

城市绿化系统是城市生态系统的重要组成部分。完善的城市绿化系统可调节水循环和"碳-氧循环"，调节城市的小气候，阻挡、滤除和吸附风沙和灰尘，吸收有害气体。

（四）控制机动车尾气污染

在建立、健全机动车污染防制的法规体系以及配套管理措施的基础上，采取措施在机动车的生产和使用中达到节能降耗、减少污染物的排放。

第三节　饮用水卫生与健康

水在人类生活和生产活动中具有极其重要的作用，水对人类赖以生存的重要性仅次于氧。它是人类及一切生物进行正常生命活动的必需物质。水约占人体体重的65%，机体的一切生命活动、生化过程都需要在水溶液或水的参与下进行。据WHO调查，人类80%的疾病与生活饮用水的不安全有关，因此提供安全、方便的生活饮用水，对社区居民的健康具有重要的影响。目前，中国地表水存在不同程度的污染，必然直接影响生活饮用水的安全供应问题；生活饮用水是否符合卫生标准是社区卫生服务站工作人员和社区居民必须关注的问题。

一、水源的种类与选择

（一）水源的种类

地球上的水资源分为降水、地面水和地下水。

1. 降水　指雨、雪水，其中大部分是雨水。降水水质清洁、含氧量高、硬度低，但在大气凝集和降落过程中会吸收和溶解大气中的杂质而受到污染，降水中杂质含量多少与当地大气污染程度有关。降水量存着明显的季节和区域差异，所以降水不能作为生活饮用水水源，但某些干旱地区、沿海岛屿的居民常常收集降水作为生活饮用水。

2. 地面水　指降水在地表径流汇集成的水体，包括江河、湖泊、池塘和水库水。地表水来源于降水，并与地下水相互补充。地面水含矿物质较少，水质软，水量充足，取用方便，但地面水暴露于地表，容易受到水域中的泥沙、工业废水、生活废水的污染，水源保护难度较大。

3. 地下水　是由降水及地面水渗入地下，在土壤和岩层间隙中积聚而成的水源水，可分为浅层地下水、深层地下水和泉水。地下水经过地表的过滤，物理性状较好，水质透明，悬浮物和细菌少，不易受污染，便于防护。但地下水所含矿物质较多，水质较硬，水体自净力差。由于地下水水质普遍好于地面水，目前很多城镇集中供水都会首选地下水作为水源，但过度开采地下水，易造成地层下陷，应该合理开采和利用。

（二）水源的选择原则

水源选择的原则是：水量充足、水质良好、便于防护、布局合理、技术可行、经济上合理。

二、饮用水的卫生要求

社区生活饮用水需符合 4 项基本卫生要求，即感官性状良好、化学组成对人体有益无害、流行病学上安全和水量充足，取用方便。

1. 感官性状良好　饮用水应无色、透明、无臭、无味，不能含有肉眼可见物，也不能有特殊颜色和异味。

2. 化学组成对人体有益无害　饮用水中应含有适量的、维持人体健康必需的矿物质。对人体有害的化学物质的含量应控制在安全阈值以内，以防止对人体造成急、慢性中毒和潜在的远期危害。

3. 流行病学上安全　饮用水中不得含有病原微生物和寄生虫卵，防止发生介水传染病和寄生虫病。因此，大多数生活饮用水都需要进行净化和消毒处理，同时注意保护水源。

4. 水量充足，取用方便　在建设居民区和开发饮用水资源时，既要考虑到居民目前的生活用水需求，又要考虑水资源的平衡与补充。

三、饮用水的净化与消毒

天然水源的水质很难达到生活饮用水的卫生标准，需要经过净化和消毒方能饮用。

（一）饮用水的净化

水的净化目的是除去水中悬浮物质、胶体和部分病原体，以改善水的感官性状。水的净化方法有沉淀和过滤。

1. 混凝沉淀　天然水源常含有各种悬浮物，在重力作用下，有些可以沉降水底，使水的浑浊度降低，达到自然沉淀。但自然沉淀速度慢，不彻底，因此，需要人工方法在水中加入混凝剂，才能彻底沉淀水中的杂质，这一过程称为混凝沉淀。常用的混凝剂分为无机盐和高分子化合物两大类，无机盐类混凝剂有：铝盐（硫酸铝、明矾等）、铁盐（硫酸铁、硫酸亚铁、三氯化铁等），高分子化合物中常用的有聚合氯化铝和聚丙烯酰胺。

2. 过滤　是指通过滤料，水中悬浮颗粒和微生物等杂质被截留在过滤层上或过滤层中，从而使水的感官性状得以改善，去除水中大部分病原体，使残留微生物失去悬浮物保护，为消毒创造条件。

（二）饮用水的消毒

水经过沉淀和过滤后，其感官性状得到改善，但不能完全去除全部病原微生物，保证流行病学安全，因此，需要进行消毒处理。

水的消毒方法有物理消毒法和化学消毒法。物理消毒法有加热法、γ 辐射法和紫外线照射法等；化学消毒法有加氯法、臭氧法、重金属离子法或其他氧化剂法等。我国以氯及其化合物消毒最为常见，其次是臭氧消毒。紫外线照射法和投加溴、碘及其化合物的方法用于小规模水厂或特殊设施（如游泳池）用水的消毒。

常用的氯化消毒剂有液态氯、漂白粉、漂白粉精、氯胺等。集中供水常用液态氯，分散式供水常用漂白粉、漂白粉精。氯化消毒主要依靠消毒剂中的杀菌成分有效氯，其消毒效果与水的污染程度、pH、温度、消毒时间和消毒剂的剂量有关。

常见的氯化消毒法有两种：普通氯化消毒法和过量氯消毒法。①普通氯化消毒法：当水中需氯量较低，且基本无氯（$< 0.3mg/L$）时，加入少量氯即可达到消毒目的一种消毒法；②过量氯消毒法：当水源受有机物和细菌污染较严重时，或在野外工作、行军等条件下，需在短时间内达到消毒效果时，可加过量氯于水中，使余氯达 $1 \sim 5mg/L$。消毒后的水需用亚硫酸钠、亚硫酸氢钠、硫代硫酸钠或活性炭脱氯，以减少氯的刺激性气味。

四、饮用水卫生防护

饮用水卫生防护是非常重要的工作，国家有详细的法律条例，可参考《中华人民共和国水污染防治法》《饮用水水源保护区污染防治管理规定》等，以下是饮用水卫生防护的 2 项重要要求，需要社区护士掌握，并告知社区居民。

（一）水源卫生防护

若以地面水为水源，卫生防护地带规定在取水点周围半径 100m 的水域内严禁从事可能污染水源的任何活动，并应设明显的防护范围标志。取水点上游 1 000m 到下游 100m 的水域内禁止工业废水和生活污水排入；在上游 1 000m 以外排放污水时，应符合当地废水排放标准和地面水水质卫生要求。在沿河岸边的防护带内禁止堆放废渣，设立有毒化学物品仓库、堆栈或装卸垃圾、粪便和有害物品的码头；禁止使用工业废水和生活污水灌溉农田和使用持久性或剧毒农药；禁止从事放牧业等。在供生活饮用水的水库和湖泊，应将取水点周围部分水域或整个水域及其沿岸列入卫生防护带。受潮汐影响的河流也要确定其取水点上、下游及其沿岸的防护范围，由有关部门视具体情况研究确定。

若以地下水为水源，在水源卫生防护带内应禁止使用工业废水或生活污水灌溉农田；禁止使用持久的或剧毒农药；禁止修建渗水厕所、渗水坑，不得堆放废渣和铺设污水渠道，也不得从事破坏深层土层的活动。

（二）水厂卫生防护

水厂（生产区）或单独设立的泵房、沉淀池和清水池等构筑物的防护范围不小于 10m，具体要求同地下取水构筑物防护措施。对于水源卫生防护带以外的周围地区，应经常了解工业废水和生活污水排放、灌溉农田的情况，传染病发病和事故污染等情况。如发现有可能污染水源时，应及时采取必要的防护措施。水厂工人应定期体检，若发现带菌者或传染病患者，要及时调离工作。

第四节　食品卫生与健康

食品是人类赖以生存的能源和发展的物质基础。食品的安全与人群健康不可分割。社区护士的一项重要工作是：充分利用社区的资源和便利条件，向社区居民传递食品卫生与健康相关知识，使社区居民了解食品卫生知识，杜绝食源性疾病，并提供合理的膳食指导，进而增强人群体质，提高社区人群的健康水平。

食品中可能存在的有害因素按来源分为 4 类：①食品污染物；在生产、加工、储存、运输、销售等过程中混入食品中的物质，一般也包括生物性有害因素（如细菌、病毒等）和放射性核素；②食品添加剂；③食品中天然存在的有害物质，如大豆中存在的蛋白酶抑制剂；④食品加工、储藏过程中产生的有害物质，如酿酒过程中产生的甲醇、杂醇油等有害成分。

食品卫生是指为了控制食品生产、加工、供应等环节中可能存在的有害因素，使食品不仅性质良好、安全，且有益于人体健康所采取的措施。

一、食品污染与控制

食品污染是指外来有害因素混入食品，造成食品安全性、营养性及感官性状发生变化，从而改变或降低食品原有的营养价值和卫生质量并对机体产生危害的现象。食品污染按有害因素的性质可分为生物性因素、化学性因素和放射性因素 3 类。

（一）微生物污染与食品的腐败变质

由于微生物的作用使食品组成成分和感观性状发生变化，导致食品腐败变质。例如肉、鱼、蛋的发臭，粮食的霉变，蔬菜水果的腐烂，油脂的酸败等。

1. 食品腐败变质的原因

（1）微生物污染：微生物污染是食品腐败变质的主要原因。食品在生产、加工、运输、储存和销售过程中可能被微生物污染，在适宜条件下微生物大量繁殖，使食品中的蛋白质、脂肪和碳水化合物分解并产生不良的气体和味道。导致腐败变质的微生物主要是细菌，且大多为需氧的非致病菌，其次是真菌，最后是酵母菌。

（2）食品本身的组成和性质：食品经过加工，部分酶仍在活动，造成食品成分的分解。食品中的水分和营养物质是食品中微生物繁殖和酶类作用的必要条件，水分多、营养价值较高的食品越容易腐败变质。含蛋白质丰富的鱼、肉、蛋及大豆制品，以蛋白质腐败为其基本特征；含碳水化合物多的食物在细菌和酵母菌的作用下，以产酸、发酵为其基本特征；以脂肪为主的油脂，因不适合于微生物的繁殖而主要是在理化因素作用下发生酸败。

（3）环境因素：主要有气温、气湿、紫外线和氧等。环境温度不仅可以加速食品内的化学反应过程，而且有利于微生物的生长繁殖。水分含量高的食品易于腐败变质。紫外线和氧均有加速食品组成物质氧化分解作用，特别是对油脂作用尤为明显。

2. 食品腐败变质的卫生学意义

（1）感官性状恶化：腐败变质的食品失去了原有的色、香、味，出现异常的气味，使人产生厌恶感。

（2）营养价值降低：在腐败变质过程中，食品原有的营养素如蛋白质、脂肪、碳水化合物等受到不同程度的分解破坏，营养价值降低甚至失去食用价值。

（3）对健康的危害：由于腐败变质的食品中存在大量的细菌，食用后可引起食物中毒或肠道传染病；腐败变质过程中产生的许多分解产物对人体可产生直接或间接的危害。

3. 食品保藏　食品保藏是针对食品腐败变质问题所采取的控制措施。食品保藏的方法主要有低温保藏、高温灭菌保藏、脱水保藏、盐腌和糖渍及酸渍保藏。

（1）低温保藏：低温可以减缓食品中微生物的繁殖速度，抑制食品中酶的活力和降低一切化学反应的速度。低温保藏是一种普遍使用的食品保藏方法。低温保藏包括冷藏（0℃左右）和冷冻（-20℃以下）。冷藏适合于保存奶类、蛋类、蔬菜和水果类食品；冷冻适用于保存肉类和水产品。

（2）高温灭菌保藏：食品经高温处理，可杀灭其中绝大部分微生物，并可破坏食品中的酶类。高温灭菌的方式很多，最普遍的是烹调加热，这种加热的食品一般不能长期保存。高压灭菌主要用于罐头食品，温度可达120℃，因此罐头食品可以长期保藏。对于鲜奶、果汁、饮料、酱油等食品则多采用巴氏消毒法，即将食品在60～65℃加热30分钟，或80～90℃加热30秒。

（3）脱水保藏：脱水保藏是将食品中的水分降至15%以下，使微生物不能生长繁殖，从而达到防腐的目的。常用的脱水方法有日晒法、阴干法、减压蒸干法。脱水食品应密封保存，放在阴凉干燥处。

（4）盐腌和糖渍法：这种方法是利用提高渗透压来杀灭或抑制食品中微生物，以防止食品腐败变质，因此不管是盐腌还是糖渍，其浓度尤为重要。盐渍食品加盐量为15%～20%，糖渍食品含糖量要达到60%～65%才能有防腐作用。

（5）酸渍保藏法：这种方法主要是通过提高食品氢离子浓度，抑制一些微生物的生长繁殖，达到防止食品腐败变质的目的。常见的酸奶、泡菜即属此类。

（二）霉菌及其毒素污染

1. 霉菌概述　霉菌是菌丝体比较发达又缺乏较大子实体的一部分真菌的俗称。霉菌在自然界分布广泛，不需要较高的营养条件，在各种食品中极易繁殖。霉菌产毒的条件：一般情况下需要氧气，最适宜繁殖的温度为25～30℃。多数霉菌对人体有益，也有一些霉菌对人体有害无益，个别菌种或菌株能产生对人体有害的霉菌毒素。

霉菌毒素是霉菌在污染食品中产生的有毒代谢产物。食品中的主要毒素有黄曲霉毒素、杂色曲霉毒素、镰刀菌毒素等。霉菌对食品的污染随处可见，如馒头长毛、面包长出绿色霉点等。容易受霉菌及其毒素污染的食品主要有大米、麦类、花生、豆类、玉米、薯类和高粱等粮食及其制品。

2. 黄曲霉毒素　黄曲霉毒素是黄曲霉和寄生曲霉的代谢产物，具有极强的毒性与致癌性。

（1）理化性质：黄曲霉毒素难溶于水，可溶于氯仿、甲醇、丙酮等有机溶剂，在中性及酸性溶液中很稳定，在pH为1～3的酸性溶液中稍有分解，在pH为

9～10 的碱性溶液中能迅速分解、破坏。黄曲霉毒素的耐热性很强，一般在烹调加工的温度下破坏很少。在加热至 280℃时，才裂解破坏。

（2）对食品的污染：黄曲霉毒素对食品的污染有地区和食品种类的差别。我国长江沿岸及江南地区黄曲霉毒素污染严重，北方各省污染较轻。黄曲霉毒素主要污染的食品有花生、花生油、玉米等。

（3）毒性：黄曲霉毒素可抑制肝细胞 DNA、RNA 的合成和蛋白质合成，具有很强的急性毒性、慢性毒性和致癌性。

（4）预防措施：预防黄曲霉毒素的污染主要有下面两个方面。

1）防霉：预防食品被黄曲霉毒素及其霉菌毒素污染根本措施。食品防霉主要是控制食品中的水分。农作物从田间开始防霉，从选种、田间管理到收获、晾晒、脱粒和入库等过程，都应该防霉。农作物一经收获，应立即在日光下曝晒或用烘干机烘干，使其迅速干燥。谷物含水量 < 13%、玉米含水量 < 12.5%、花生含水量 < 8% 时，霉菌就不易生长繁殖。在保藏中以低温保藏较普遍，同时加强通风。另外，除氧充氮或用二氧化碳进行保藏效果也不错。

2）去毒：对于已被黄曲霉毒素污染的食品，去毒方面有物理方法、化学方法和生物学方法。挑选霉粒法主要用在霉变的花生和玉米中，去毒效果较好；碾轧加工法适合于被黄曲霉毒素污染的大米和玉米，碾轧加工后，黄曲霉毒素含量可下降38%～74%，可基本达到国家食品卫生规定的限量标准；加水搓洗法、加碱或用高压锅煮饭，适用家庭中大米去毒；植物油加碱去毒、活性炭或白陶土吸附方法可以减少花生油等植物油中毒素的含量。

（三）N- 亚硝基化合物污染

N- 亚硝基化合物是一类具有较强致癌作用的化合物。N- 亚硝基化合物可分为 N- 亚硝胺和 N- 亚硝酰胺两大类。亚硝胺化学性质较亚硝酰胺稳定。亚硝胺不易水解，在中性及碱性环境中较稳定，但在酸性溶液及紫外线照射下可缓慢分解。亚硝酰胺性质活泼，在酸性及碱性溶液中均不稳定。

1. N- 亚硝基化合物的来源　天然食品中的 N- 亚硝基化合物含量很少，多存在于加工的食品中。某些食物如腌制的肉、鱼制品和霉变、腐败变质的食品中亚硝胺含量较高，不新鲜的蔬菜、水果中也含微量的亚硝胺，熏制的鱼或肉、啤酒中都含有亚硝胺。

天然食物中的亚硝基化合物虽然含量很少，但其前体物质在食品中含量丰富。如硝酸盐和亚硝酸盐广泛存在于土壤、水和植物中。硝酸盐可在某些还原菌的作用下还原成亚硝酸盐；食品添加剂中的发色剂亚硝酸钠加到肉类食品中，可提高食品中亚硝基化合物前体物质的含量；胺类是蛋白质的分解产物，肉类、鱼类食品在腌制或熏制过程中，如果选用的原材料不新鲜，蛋白质分解的胺类就会在适宜的条件下，与亚硝酸盐一起形成亚硝胺。

人体可以合成亚硝基化合物。正常人的胃液 pH 为 1～4，非常适合亚硝基化合物合成的需要，因此，胃是机体合成亚硝基化合物的主要场所。

2. N- 亚硝基化合物对人体的危害　N- 亚硝基化合物能诱发多种动物的多个组织器官的肿瘤。最多见的是肝癌、食管癌及胃癌。比如，林县居民因喜欢吃腌菜而成为食管癌的高发人群。N- 亚硝基化合物还有致畸作用和胚胎毒性，并有剂量 - 效应关系。

3. 预防措施

（1）防止食品霉变或被其他微生物污染：由于某些微生物可还原硝酸盐为亚硝酸盐，使蛋白质分解成胺类化合物，并且还有酶促亚硝基化作用，因此，在食品加工时，应保持食品新鲜，防止微生物污染。

（2）改进食品烹调加工方法：改革熏烤食品及发酵食品的工艺，少用或不用含硝酸盐的食品添加剂。

（3）农业上多施用钼肥：由于钼在植物体内的作用是固氮和还原硝酸盐，所以，施用钼肥后，不仅粮食增产，而且粮食、蔬菜中的亚硝酸盐含量下降，从而减少 N- 亚硝基化合物在人体内合成的数量。

（4）提高维生素 C 的摄入量：维生素 C 可阻断 N- 亚硝基化合物在体内的合成，流行病学调查发现，食管癌高发地区居民维生素 C 的摄入量较低，因而提高维生素 C 摄入量具有重要意义。应多吃富含维生素 C 的新鲜蔬菜和水果，少吃酸菜、腌菜和霉变食品。

二、食物中毒与现场处理

（一）食物中毒概述

1. 食物中毒的概念　食物中毒是指健康人经口摄入正常数量、可食状态的含有生物性、化学性有害物质的食品或误食有毒食品后出现的非传染性的急性、亚急性疾病。它不包括因摄食而感染的各种传染病、寄生虫病、人畜共患病、饮食过敏、暴饮暴食引起的急性胃肠炎，以及摄入非可食状态的食物所引起的胃肠功能紊乱等食源性疾病。

2. 食物中毒流行病学特点

（1）潜伏期短，发病多呈暴发型：很多人在短时间内同时或先后相续发病，来势急剧，在短时间内出现发病高峰。

（2）患者临床症状相似：多见急性胃肠炎症状（恶心、呕吐、腹泻、腹痛）。

（3）患者有食用共同食物史：患者在发病前相同或相近的时间内都食用过同一种有毒食物，发病范围局限在食用该有毒食物的人群中，停止食用这种有害食物后，发病可很快停止。

（4）无传染性：中毒者与健康人之间不传染。未食用中毒食品者即使与中毒患者同桌进餐、同室居住也不发病。发病曲线呈突然上升和急剧下降，无传染病的流行余波。

3. 食物中毒的分类

（1）细菌性食物中毒：是指人们摄入含有细菌或细菌毒素的食品而引起的食物中毒。引起食物中毒的原因有很多，其中最主要、最常见的原因就是食物被细菌污染。动物性食品是引起细菌性食物中毒的主要食品，其中肉类及熟肉制品居首位，其次有变质禽肉、病死畜肉以及鱼、奶、剩饭等。细菌食物中毒发病率高而病死率较低，全年皆可发生，但以5～10月份较多，7～9月份易发。引起细菌性食物中毒的常见致病菌有沙门菌属、葡萄球菌、大肠埃希菌、肉毒杆菌、肝炎病毒等。这些细菌、病毒可直接生长在食物当中，也可经过食品操作人员的手或容器，污染其他食物。

（2）霉菌毒素及霉变食物中毒：霉菌是一部分真菌的俗称，霉菌在谷物或其他食品中生长繁殖产生有毒的代谢产物，人和动物食入这种毒性物质可发生中毒。中毒发生主要是通过被霉菌污染的食品，因为一般的烹调方法不能破坏食品中的霉菌毒素。和细菌一样，霉菌的生长繁殖和产生毒素也需要一定的温度和湿度，因此中毒往往有比较明显的季节性和地区性特点。常见的有赤霉病变、霉甘薯、霉甘蔗等引起的食物中毒。

（3）有毒动物性食物中毒：主要包括①将天然含有有毒成分的动物或动物的某一部分当作食品，因误食引起中毒反应，如河豚中毒；②在一定条件下产生大量的有毒成分的可食的动物性食品，如食用含有大量组胺的鲐鱼等。我国发生的有毒动物性食物中毒主要是河豚中毒，其次是鱼胆中毒。

（4）有毒植物性食物中毒：主要包括①将天然含有有毒成分的植物或其加工制品当作食品，如桐油引起的食物中毒；②在食品的加工过程中，将未能破坏或除去有毒成分的植物当作食品食用，如木薯、苦杏仁等；③在一定条件下，不当食用大量有毒成分的植物性食品，如食用鲜黄花菜、发芽马铃薯、未腌制好的咸菜或未烧熟的扁豆等造成中毒。最常见的有毒植物性食物中毒有四季豆中毒、毒蘑菇中毒、木薯中毒。有毒植物性食物中毒多数没有特效疗法，对一些能引起死亡的严重中毒，尽早排除体内毒物对中毒者的预后非常重要。

（5）化学性食物中毒：主要包括①误食被有毒有害的化学物质污染的食品；

②因添加非食品级的或伪造的或禁止使用的食品添加剂、营养强化剂的食品，以及超量使用食品添加剂而导致的食物中毒；③因贮藏等原因，造成营养素发生化学变化的食品，如油脂酸败造成中毒。化学性食物中毒发病特点是：发病与进食时间、食用量有关。一般进食后发病很快，常有群体性，患者有相同的临床表现。剩余食品、呕吐物、血和尿等样品中可测出有关化学毒物。在处理化学性食物中毒时应突出一个"快"字，及时处理不但对挽救患者生命十分重要，同时对控制事态发展，特别是群体中毒和暂时尚未明确的化学毒物中毒更为重要。

（二）食物中毒的急救和治疗原则

1. 细菌性食物中毒

（1）迅速排出毒物：对潜伏期较短的患者可催吐、洗胃，以促使毒物排出。对肉毒毒素早期中毒患者可用清水或1：4 000的高锰酸钾溶液洗胃。

（2）对症治疗：治疗腹痛、腹泻，纠正酸中毒及补液，及时抢救呼吸循环衰竭。

（3）特殊治疗：细菌性食物中毒者均有自限性特点，一般不需要用抗生素，但对于重症患者应考虑使用抗生素。治疗葡萄球菌肠毒素食物中毒时更须慎用抗生素，以免出现肠道菌群失调，但出现明显菌血症时，应及时使用抗生素。肉毒毒素中毒患者应及早使用多价（A、B与E型）或单价抗毒血清，并可使用盐酸胍，以促进神经末梢释放乙酰胆碱。

2. 非细菌食物中毒

（1）迅速排出毒物：采取催吐、洗胃导泻、灌肠的方法及时排出毒物。对中毒食物不明的患者常用2%～4%的生理盐水或清水洗胃；对中毒食物明确的患者可用相应解毒药对症治疗。

（2）特殊治疗：对于中毒期间出现的脱水、休克、酸中毒、循环衰竭及呼吸衰竭等病情要及时进行对症处理。

（三）食物中毒的预防

1. 细菌性食物中毒预防

（1）防止食品污染：加强对传染源的管理，做好牲畜宰前、宰后的卫生检疫，防止病死畜肉流入市场；患乳腺炎的牛所产的奶应禁止出售；对患化脓性皮肤病和上呼吸道感染的患者，在治愈前不应接触食品工作。防止食品在加工、贮存、销售、运输过程中被病原体污染。食品企业、饮食行业、公共食堂要对食品加强管理，防止食品交叉污染。厨房、食堂要防鼠、防蝇，并严格执行卫生工作"五四制"（四不：采购员不进，保管员不收，厨师不做，服务员不卖腐烂变质的食品；四隔离：生熟隔离，成品与半成品隔离，食品与杂品、药物隔离，食品与天然冰隔离；四过关：一洗、二刷、三冲、四消毒；四定：定人、定物、定时间、定质量，划片分工，包干负责；四勤：勤洗手，勤剪指甲，勤洗澡、理发，勤洗衣被、换工作服）。

（2）控制病原体繁殖及毒素形成：食品应低温保存，食品企业、商业和公共食堂内均应配置冷藏设备，并严格按照食品低温保存的卫生要求贮存食品。

（3）彻底加热灭杀病原体和破坏毒素：彻底加热杀灭病原微生物是预防食物中毒发生的重要措施。加热时，肉块深部温度应达到80℃持续12分钟，蛋类8～10分钟。加热之后的熟肉制品应贮存在10℃以下通风良好的环境中。贮存时间不宜过长。贮存时要生熟分开，以免再次污染。熟食品长时间放置后，应再次加热后方可食用。

2. 非细菌性食物中毒预防

（1）加强宣传教育、防止误食：加强对有毒动植物知识和霉变食物知识的宣传教育。比如，对河豚鱼的宣传教育，让人们懂得识别河豚，不要食用；为防止毒蕈中毒，根本措施是不认识的野生蕈类不吃；对 N- 亚硝基化合物危害认识宣讲，使人们知道哪些食品可能存有 N- 亚硝基化合物，懂得如何预防等。

（2）严格有毒化学物品的管理：加强有毒化学物品的管理，防止食品在加工、流通、销售过程中被其污染；加强农药的管理，严格按照规定合理使用农药。

（四）食物中毒现场处理

当接到食物中毒报告后，医护人员应立即赶赴现场。在迅速抢救患者的同时，认真调查，对可疑食物暂时封存，禁止继续食用、销售。保护食物中毒现场，收集可疑食物、患者排泄物、洗胃液等样品，同时立即送检，明确诊断。

1. 食物中毒的调查目的　确定中毒性质和原因，以便采取合理的治疗和预防措施，并从中吸取经验教训，防止类似中毒事件发生。

2. 食物中毒的调查内容和步骤

（1）调查前准备：接到食物中毒报告后，应尽快赶到现场调查。调查人员一般要两名以上，准备的物品有采样用品、食物中毒调查表、相关法律文书、取证工具等。

（2）现场调查：到达现场后，首先要把抢救患者放在第一位，其次再进行临床症状调查，按统一制定的《食物中毒患者临床表现现场调查表》逐项询问填写，对最早发病和症状较重的患者进行重点调查。大规模食物中毒可以整群抽样调查；进餐情况调查按照统一制定的调查表对患者发病前24～48小时进餐食谱逐项询问填写，以明确可疑食物，对同单位或共同生活的部分健康人进行膳食调查，进行对比；调查可疑食物的来源、原料、加工烹调方法、用过容器的清洁度及加工后食品贮存条件；对疑似细菌性食物中毒的食品从业人员进行健康调查。

（3）现场采样、送检：尽量采集中毒餐次的剩余食品。如果没有剩余食品，要采集食品包装材料，或用灭菌的生理盐水洗涤盛过食品的容器，然后收集洗液。必要时也可采集半成品或原料；可用无菌棉签采集接触过可疑食物的炊具、容器、冰箱、水池下水道口等表面样品，也可用刀刮物品表面取样；采集患者大便时必须用采便管采样；采集患者呕吐物或洗胃液，如果呕吐物已被处理掉，可用无菌棉签涂抹被呕吐物污染的物品表面；如果怀疑是细菌性食物中毒，应采集患者急性期（发病3天内）和恢复期（发病2周左右）的静脉血3ml（由有采血资质的人员进行），同时采集正常人的静脉血作为对照；对食品加工人员进行采样，包括大便采样，手、鼻、咽和有感染病灶的皮肤采样等；如怀疑是化学性食物中毒，应采集患者尿液。样品应在适宜的温度和条件下以最短的时间送实验室。不能及时送检的，应该在现场冷藏样品。根据本起中毒患者临床症状和流行病学调查资料分析，尽快推断致病因素，确定检验项目。实验室在收到样品后应在最短时间内开始检验，并尽快出具检验报告。如果检验条件不具备，应尽快请求有条件部门的支持，必要时对可疑中毒食物样品进行简易动物毒性试验。

（4）食物中毒综合分析及食物中毒诊断：食物中毒的现场调查、采样和实验室检验工作完成以后，对得到的资料进行综合分析，最终明确中毒食品、污染环节和原因。

3. 食物中毒的处理

（1）中毒食物的处理：对疑似中毒食品采样完毕后，应进行无害化处理或销毁。导致细菌性食物中毒的食品，如果是固体的应煮沸15分钟后掩埋或焚烧，液体的可与漂白粉混合消毒。真菌性、化学性、动植物性中毒的食品应焚烧或深埋，不得作食品用原料或饲料。对可利用的原料应提出指导处理原则。

（2）中毒现场的消毒与处理：根据不同的食物中毒，对中毒现场应采用不同的消毒办法，如果是细菌性食物中毒，所用的餐具、用具、容器等彻底消毒；对已被污染的冰箱、地面、保洁柜、台面等用0.3%左右的漂白粉溶液涂擦或用其他药剂有效消毒。如果是化学性物质污染的，应将接触的物品彻底清洗或废弃。

（3）填报（食物中毒调查报告表）撰写专题总结报告：食物中毒现场调查工作结束后，及时填报"食物中毒调查表"，并撰写食物中毒调查专题总结报告，存档备查并按规定报告有关部门。专题总结报告的内容应包括：食物中毒发生经过（中毒食品、致病因素及中毒原因）、临床和流行病学特点、治疗、治愈和结论、控制及预防性措施的建议。

（4）行政处罚：按有关法律、法规，对中毒食品和肇事单位或个人做出相应处理。如果对一起食物中毒予以否定，最好由专家组认定。

第四章　社区重点人群保健

社区护理的目标是促进和保护群体的健康，并非仅限于个体的健康护理。社区中的主要群体包括不同年龄阶段的儿童和妇女，社区中的中年人群、老年人群及常见的慢性疾病人群、传染病人群、残疾人群和精神病人群。本章节主要介绍社区群体中的儿童、青少年、妇女和老年人保健管理。

第一节　社区儿童保健

儿童保健是以满足儿童健康需求为目的，研究儿童各年龄阶段的生长发育规律以及影响因素，以采取有效措施，创造有利条件，保证和促进儿童健康成长的综合性防治措施。社区儿童保健是指社区卫生服务人员根据儿童不同时期的生长发育特点，以满足健康需要为目的，以解决社区内儿童的健康问题为核心，提供的系统化健康服务。社区儿童保健的主要服务对象是 0～6 岁儿童，重点是 0～3 岁儿童。儿童保健工作的重点是为儿童提供健康教育、咨询、预防接种、生长发育监测等，以减少儿童常见病及多发病的患病率，促进儿童健康成长。

根据儿童不同年龄阶段的生理、心理特点，一般将儿童期划分为 5 个阶段。

新生儿期：自胎儿娩出、脐带结扎到生后满 28 天。

婴儿期：自出生到满 1 周岁之前。

幼儿期：自 1 周岁后到满 3 周岁前。

学龄前期：自 3 岁后到 6～7 岁入小学前。

学龄期：自入小学前（6～7 岁）到青春期前。

一、新生儿期保健

按年龄划分，新生儿期包含在婴儿期内，此时小儿脱离母体开始独立生存，其生理功能和对周围环境的适应性尚不完善，易导致窒息、感染等疾病，死亡率较高。一般将胎龄满 28 周至出生后 7 天称为围生期。此期，小儿在生长发育等方面具有明显的特殊性，对环境变化的适应性和调节性差，抵抗力低，易患各种疾病，且病情变化快，特别是生后 1 周内发病率和死亡率极高，占新生儿死亡总人数的 70% 左右，所以新生儿期保健重点应在生后 1 周内。

（一）新生儿期特点

新生儿的呼吸、心率较快，呼吸为 40 ～ 50 次 /min、心率为 120 ～ 160 次 /min，但胃呈横位、容量小，易造成溢奶；其体温调节功能差，易受环境温度的影响；肝功能尚不健全，不能把体内的胆红素排出体外，一般在生后 2 ～ 3 天会出现生理性黄疸，4 ～ 5 天最重，足月儿最迟 2 周内、早产儿可延迟到 3 周消退；新生儿在出生后 3 ～ 4 天体重会比刚出生时减轻，即生理性体重降低，属正常现象，一般不超过 10%，生后 10 天左右恢复。

（二）新生儿家庭访视

1. 访视目的　社区护士应根据孕妇保健卡掌握社区内新生儿的情况，并对新生儿进行登记注册，开展家庭访视，做到早期发现问题、早期处理，从而降低新生儿的发病率、死亡率，同时普及科学育儿的方法。

2. 新生儿家庭访视次数　一般访视 3 ～ 4 次。顺产新生儿应在产后 3 天、7 天、14 天和 28 天访视；剖官产新生儿应在产后 7 天、14 天和 28 天访视。低体重、早产、双多胎或有出生缺陷的新生儿应增加访视次数。

3. 新生儿家庭访视内容　新生儿家庭访视是新生儿保健工作的重点。主要包括以下内容。

（1）初访：出院回家后 1 ～ 2 天。①了解新生儿出生前、出生时和出生后的主要情况，包括分娩方式、有无窒息、出生时身长和体重、是否接种卡介苗和乙肝疫苗等情况；②观察新生儿一般情况，包括面色、哭声、吃奶、大小便等情况；③对新生儿进行全身检查，特别注意有无黄疸、脐带有无出血、感染等问题；④鼓励和支持母乳喂养、按需喂养；⑤教会家长护理新生儿的方法，如保持室内空气新鲜、温湿度适宜、注意皮肤清洁、保护臀部、防止脐部感染等，普及科学育儿知识；⑥记录，并预约下次访视时间。

（2）周访：①了解新生儿喂养、护理中存在的问题并给予相应的指导；②观察新生儿脐带是否脱落，如已脱落，检查脐带窝是否正常；③检查臀部清洁、干燥，有无红臀、皮疹发生；④记录，预约下次访视时间。

（3）半月访：①检查黄疸的情况；②出生后 14 天测量体重，了解生理性体重下降后的恢复情况，对体重较低者分析原因，予以指导；③检查新生儿听力；④指导新生儿补充维生素 D 预防佝偻病的方法；⑤记录，预约下次访视时间。

（4）满月访：①测量体重，对增长不足 0.5kg 者寻找原因，指导护理；②进行全身健康检查，指导家长使用小儿生长发育监测图，随时观察小儿生长发育情况；③预约预防接种的日期；④记录新生儿的健康状况，做访视小结。

4. 访视时的注意事项

（1）访视顺序：同时访视多个家庭时，一般先访视早产儿、新生儿，后访视患者家庭。

（2）卫生要求：接触新生儿前必须用肥皂水洗手，戴口罩。

（3）相互配合：访视时向家长说明新生儿保健的重要性，态度和蔼。检查时动作轻柔、敏捷，时间不宜过长，以免产妇、婴儿过度疲劳。

（4）记录：认真填写访视卡（表、册）。

（三）新生儿期保健要点

1. 新生儿喂养指导　WHO和联合国儿童基金会联合制定的《婴幼儿喂养全球战略》明确指出：建议纯母乳喂养直到6个月，以实现婴儿的最佳生长、发育和健康。婴儿出生后应鼓励和支持母乳喂养，指导哺乳的方法和技巧，指导母亲观察乳汁分泌是否充足，新生儿吸吮是否有力。如吸引力较弱时可将母乳挤出，用滴管哺喂，每次量不宜过大，以免误吸入气管。哺喂结束后给新生儿进行右侧卧位，并略抬高床头，避免溢奶引起窒息。如无母乳或母乳不足者，指导采用科学的混合喂养或人工喂养的方法。

（1）母乳喂养的优点：母乳能够提供6个月以内小儿生长发育所需的全部营养物质；易于消化、吸收，促进小儿的生长发育；初乳是小儿的第一次免疫，能够减少小儿患感染性疾病；母乳可促进小儿胃肠道的发育，也可促进小儿神经系统的发育；母乳可减少成年后代谢性疾病的发生，母乳喂养儿生后1～2年生长正常者，可减少成年后肥胖、高血脂、高血压、糖尿病、冠状动脉粥样硬化性心脏病的发生率。母乳还有其他一些优点，如母乳可以随时供给婴儿，方便、经济；母乳保温，适合婴儿吸吮；母乳不会导致便秘；母乳喂养有助于建立母子感情，有利于产妇产后康复。

（2）母乳喂养的原则：早吸吮、早开奶、按需哺乳、排空乳房、加强营养。

（3）母乳喂养的方法：哺乳时母亲一般采用坐位，一只胳膊抱着新生儿使其呈斜坐位于胸前，母亲将拇指和其余四指分别放于乳房上下方、托起整个乳房，将乳头触及新生儿口唇，待其张大口时将乳头完全送入口中，使其能将乳头及乳晕的大部分吸入口内。

（4）母乳喂养的注意事项：哺乳后应竖抱小儿，轻拍其背部，使其打嗝，再取右侧卧位，防止溢乳和呕吐。如母亲乳头皲裂、糜烂、感染或患乳腺炎时，患侧应暂停哺乳。

（5）混合喂养的保健指导：因为乳汁分泌不足或其他原因不能按时哺乳者，可指导其进行混合喂养，即用配方奶粉或其他代乳品补充母乳不足。

（6）人工喂养的保健指导：人工喂养是指婴儿出生后，不能母乳而只能用其他代乳品进行喂养的方法。

采用配方奶粉进行人工喂养的要点：①选择合适的奶嘴和奶瓶，在配制奶粉前应将洗净的奶具放入沸水中煮沸消毒 5 分钟，4 个月后逐渐缩短至 2～3 分钟，6 个月左右奶具洗净后可不必消毒；②奶粉调制浓度、每天喂奶次数和量可参考奶粉包装说明，并根据婴儿的反应进行按需喂养；③喂奶前，母亲应在手的前臂掌侧下端滴上乳汁试好温度，避免烫伤婴儿；④奶粉应现用现配；⑤两次喂奶间需要喂适量温开水。

2. 保暖和衣着　新生儿的房间要求阳光充足，通风良好，室内温度保持在 22～24℃，湿度保持在 55%～65% 为宜。新生儿体温调节中枢不健全，体温会随天气及室温而变化，衣物需随时根据环境温度增减。衣着和尿布须选用柔软、清洁、吸水性好的布料。衣服式样应简单宽松，易于穿脱，不妨碍肢体活动，包裹也不宜太紧，方便四肢自由屈伸。尿布宜选用浅色的布料，便于观察大小便的颜色。

3. 皮肤护理　指导家长观察新生儿的精神状态、面色、呼吸、体温和大小便情况，能够为新生儿进行臀部护理、脐带护理、沐浴和抚触。

（1）新生儿的臀部护理：每次喂奶前、排便后及时更换尿布，保持臀部皮肤清洁、干燥；排便后用温水洗净臀部，或用婴儿护肤湿巾从前向后擦拭干净，并涂护臀膏；尿布必须包裹整个臀部外阴，经常查看尿布有无污湿，做到及时发现、及时更换；尿布不可过紧、过松，不宜垫橡胶单或塑料布。

（2）新生儿的脐带护理：每天沐浴后用消毒干棉签蘸干脐窝里的水及分泌物，再用消毒棉签蘸 75% 乙醇溶液消毒脐带残端、脐轮和脐窝。不能用纱布包扎脐带，保持脐带干燥。尿布的上端勿遮挡脐部，避免尿粪污染脐部。脐带脱落后继续用 75% 乙醇消毒脐部直到分泌物消失。

（3）新生儿沐浴：新生儿皮肤娇嫩，且排泄次数多，应每日沐浴，保持皮肤清洁，减少病菌的繁殖。沐浴时应关闭门窗，室温控制在 26～28℃，水温调节在 39～41℃。沐浴时间勿选择在喂奶后 1 小时之内。

（4）新生儿抚触：是对新生儿进行全身的按摩和触摸，是一种医疗方法。因为皮肤是人体接受外界刺激的最大感觉器官，是神经系统的外在感受器，抚触能促进婴儿神经系统发育及智能发育，改善消化功能，平复情绪，减少哭泣；通过婴儿抚触可刺激婴儿的淋巴系统，增强抵抗力；能促进母婴间的情感交流，促进乳汁分泌；能改善婴儿的睡眠质量。抚触时房间的温度应在 28℃ 以上，抚触最好在沐浴后、午睡或晚上睡眠前新生儿清醒、不饥饿和不烦躁的情况下进行。

4. 早期教育　新生儿的视、听、触觉已初步发展，已初步具备接受环境刺激的基础，可指导母亲通过哺乳、怀抱、抚触、用发声的玩具等反复刺激其视觉和听觉，建立各种条件反射，培养新生儿对周围环境的定向力及反应能力，促进婴儿神经心理和智力的发育。同时，增进母子间的情感交流。

（四）新生儿期常见健康问题的预防

1. 啼哭　一般婴儿通过哭声代替语言以表达自己的想法。如果婴儿的哭声突然、剧烈、声音尖锐或不明原因而哭泣不止时，应及时查找原因，若不明原因则立即就诊。

2. 窒息　指导母亲正确的哺乳姿势，防止乳房堵塞婴儿口、鼻；哺乳后排尽胃内空气，并右侧卧位，防止溢乳误吸；婴儿床上不要堆叠衣物、玩具等以防窒息发生。

3. 感染　新生儿免疫功能不足，抗病能力差，易发生感染，应尽量避免外来人员接触，避免新生儿接触患有皮肤病、消化道感染、呼吸道感染或其他传染病者；家长在接触新生儿前要脱掉外衣、洗手、洗脸及漱口；母亲感冒时需戴口罩喂奶；婴儿用具应专用，用后及时消毒；应按时接种卡介苗和乙肝疫苗。

4. 预防佝偻病　出生 2 周后应口服维生素 D。

5. 意外伤害　注意冲泡奶粉的水温、沐浴的温度，防止烫伤；经常检查婴儿的手指、足趾，防止被袜子、手套或被子上的丝线缠绕，导致组织坏死；隔离猫、狗等小动物，以防被小动物咬伤。

二、婴儿期保健

婴儿的生长发育非常迅速，对能量和蛋白质的要求也较高，但消化和吸收功能发育尚不完善，喂养不当，易发生消化功能紊乱和营养素缺乏性疾病。同时，由于婴儿从母体获得的免疫抗体逐渐消失，自身的免疫力很弱，容易发生肺炎等感染性疾病和传染病，所以此期儿童的发病率和死亡率仍高。

（一）婴儿期特点

婴儿期是儿童出生后生长发育的第一个高峰期，对营养需求很高。一般 4～10 月龄乳牙萌出；自主运动发育很快，逐渐能爬、站、握持和行走；感知觉相继出现并不断发展，有初步的记忆能力和明显的注意力，开始了最初的语言表达活动。

（二）婴儿期保健要点

1. 定期健康检查　可获得儿童生长发育状况，能够早期发现异常，采取措施。健康体检的时间是：1 岁以内的婴儿每 3 个月 1 次，第 2、第 3 年每 6 个月 1 次。健康检查内容包括体格评估、生长发育和心理行为发育评估，以及常见病的筛查等。

在婴幼儿6～8、18、30月龄时分别进行一次血常规检查，在6、12、24、36月龄时分别进行一次听力筛查，以便早期发现异常，早期治疗、矫正。

2. **婴儿期营养需求**　婴儿期营养需要在基础代谢、食物特殊动力作用、活动、生长、排泄5个方面获得能量供给，特别是生长发育每日需要能量110kcal/kg（460kJ/kg），其中蛋白质10%～15%，脂肪35%～50%，碳水化合物50%～60%，还包括微量元素和水。4个月以上的婴儿应及时添加辅食，减少哺乳次数，为断母乳做准备。添加辅食的原则为：品种由一种到多种，数量由少到多，制作由细到粗、由流食到半流食到软食。建议：4～6个月添加米糊、蛋黄、鱼泥、水果泥等；7～9个月添加碎面条、粥、肉泥、肝泥等；10～12个月添加稠粥、挂面、软米饭、馒头、碎肉、碎菜等。10～12个月时可根据情况采用渐进的方式断奶，以春、秋季节为宜，但应继续给予其他奶制品，如牛奶、配方奶等。

3. **体格锻炼**　可带婴儿多做户外活动，接触新鲜的空气，多晒太阳，提高对外界环境的适应能力和抗病能力。一般进行户外活动的时间可由最初的5～10分钟，逐渐延长到1～2小时，注意避免阳光直射面部，夏季时户外活动时间以上午10时以前和下午3时以后为佳。家长应为婴儿提供活动的空间和机会，如鼓励其爬行、行走、被动体操练习等。

4. **早期教育**　主要涉及①大小便训练：指导家长对孩子进行排便训练。婴儿3个月以后可以把尿，会坐后可以练习大小便坐盆，每次3～5分钟，注意坐盆时不要分散其注意力。小便训练可以从6个月开始，1岁开始训练晚上不使用尿布。②视、听能力训练：对3个月内的婴儿，可以在婴儿床周围布置颜色鲜艳、能发声及转动的玩具，吸引婴儿注意力；可以经常面对婴儿说话、唱歌。3～6个月的婴儿需进一步完善视、听觉，可选择各种颜色、形状、发声的玩具，吸引婴儿看、摸和听。对6～12个月的婴儿应培养其稍长时间的注意力。③动作发展：指导家长协助3～6个月的婴儿练习抓握能力，7～9个月的婴儿练习站立、坐下和迈步，10～12个月时可鼓励婴儿学走路。④语言的培养：指导家长逗引婴儿"咿、呀"学语，到8～9个月开始注意培养有意识地模仿发音，如"爸爸""妈妈"等。

5. **防止意外伤害**　婴儿自主活动增强，但危险意识、自我保护能力差，易发生意外伤害，如坠床、摔伤、烫伤、中毒、触电、溺水、吸入异物等。因此，应指导家长加强安全措施，选择安全的游戏场所，注意看管，远离热源、火源、电源，妥善放置药品或有毒物品等。

6. **计划免疫**　婴儿期是计划免疫实施的重要时期，要督促、指导、配合家长完成基础计划免疫，预防急性传染病的发生。

（三）免疫规划

1. 基本概念

（1）免疫规划（计划免疫）：指根据疫情监测和人群免疫状况分析，按照规定的免疫程序，有计划地利用疫苗进行预防接种，以提高人群免疫水平，达到控制及最终消灭相应传染病的目的。免疫规划是一项重要而有效的预防措施，投入小，效益面大。

（2）预防接种：指将人工制备的预防某种疾病的疫苗或抗体，通过适宜的途径进入机体，使机体获得对该病的特异免疫力，以提高个体或群体的免疫水平，从而预防和控制所针对疾病的发生和流行。

2. 儿童免疫规划　在2007年12月29日卫生部印发了关于《扩大国家免疫规划实施方案》的通知，在2008年前全国范围内使用的乙型肝炎疫苗、脊髓灰质炎疫苗、卡介苗、麻疹疫苗、百白破疫苗等国家免疫规划疫苗对适龄儿童进行常规接种，各种疫苗或菌苗的接种时间。其他疫苗如流行性乙型脑炎（乙脑）、流行性脑脊髓膜炎（流脑）、风疹、流行性腮腺炎、水痘疫苗等，均在我国有条件的地区使用，推荐的免疫程序接种时间。儿童家长或监护人应及时向医疗保健机构申请办理预防接种证，社区护士应全面掌握地段内儿童免疫接种情况，落实接种对象，无接种证、卡的儿童要建证、建卡。卡片一式二份，1份由社区卫生服务中心保存，1份由家长保存。卡片上详细记录各种疫苗的接种日期、次数、初种或复种。托幼机构、学校在办理入托、入学手续时，应当查验预防接种证，未按规定接种的儿童应及时补种。

3. 预防接种后的反应及处理　儿童接种疫苗后会出现发热伴全身不适，注射部位红肿、疼痛、硬结等现象，这是疫苗本身所固有的特性引起的正常免疫反应，不会造成组织器官损伤，轻者可不做处理，反应较强者可给予降温、热敷等对症处理。

（1）局部反应：接种疫苗后局部出现红、肿、热、痛，一般2～3天可自行恢复。对于局部红肿硬结可热敷，每日3次，每次15分钟（卡介苗的局部不能热敷）。

（2）全身反应：少数人在接种疫苗后24小时体温会升高，一般38.5℃以下出现烦躁、易激惹、睡觉不踏实、食欲减退、腹泻、呕吐、皮疹等较轻微现象，1～2天可消退时一般不用特殊处理，保证孩子休息、多饮水，防止继发其他疾病。全身反应较重时，持续发热数日服药不退者，应及时就医。

（3）偶合反应：指在接种疫苗时，正处于一种疾病发病的潜伏期，接种后刚好发病，纯属巧合，与接种疫苗无关。

（4）预防接种后的异常反应及处理：①过敏性休克：注射后数秒或数分钟内发生。表现为烦躁不安、面色苍白、口周青紫、四肢湿冷、血压下降、脉搏细速、呼吸困难等，应将小儿平卧，头偏向一侧，立即皮下或静脉注射1:1 000肾上腺素0.5～1ml，进行保暖，吸氧，并采用其他抗过敏性休克的抢救措施。②晕针：在接种时小儿空腹、紧张、恐惧、疲劳、室内闷热等情况下，注射时或注射后15min内发生头晕、心慌、面色苍白、大汗淋漓、手足发凉、心跳加快等症状，应立即将患儿平卧，头稍低，保持安静，饮少量热开水或糖水，一般可恢复正常。处理后未见好转可按过敏性休克处理。③过敏性皮疹：可见于接种后数小时至数天内，服用抗组胺类药后可痊愈。

（四）婴儿期常见健康问题的预防

1. 安全　4～5个月会翻身时应当注意防护，避免坠床；随着年龄的增加，婴儿的运动功能逐渐发育，常出现食异物和跌伤等意外伤害；婴儿学步时，应防止发生意外摔伤；家中所有门、窗、阳台都应加固；不要让孩子在玩耍、说话时进食；经常检查玩具的安全性，在户外玩耍时更应注意安全。

2. 婴儿湿疹　湿疹是婴儿常见的皮肤问题，常发生于1～2月龄的婴儿。主要表现为皮肤潮红、斑片、伴有针头大小丘疹、疱疹，有淡黄色浆液渗出，破溃干燥后结成黄痂，病情时轻时重。发病原因较复杂，目前认为可能与皮肤对外界的过敏反应有关，如湿、热、冷、日光、微生物、毛织品、药物、肥皂、空气尘埃等。

预防措施为：①去除饮食中的过敏原。应避免吃鱼、虾、蟹及刺激性强的食物，能吃辅食的婴儿忌吃容易导致过敏的食物，如蛋白、海鲜类、牛羊肉等。②经常用清水给婴儿洗澡，注意卫生，勤换内衣。③应给婴儿选用纯棉质地衣物，柔软宽松，清洗干净，不宜穿得过多。

3. 维生素D缺乏性佝偻病　常见于3月龄至2岁的婴幼儿。维生素D缺乏使肠道吸收钙、磷减少，全身钙磷代谢失常，钙盐不能正常沉积在骨骼的生长部分，产生骨骼病变，即维生素D缺乏性佝偻病。维生素D缺乏的主要原因是婴儿日照不足、维生素D摄入不足、婴儿对维生素D需求量大等。

预防措施为：①多晒太阳，选择富含维生素D、钙、磷和蛋白质的食物。一般刚满月的婴儿每次宜晒太阳5～10分钟，以后可逐渐延长至1～2小时，婴儿皮肤应直接暴露在太阳光下。②出生后两周开始每天服用维生素D 400U至2岁。③尽量采用母乳喂养，按时添加辅食及维生素D、钙、磷丰富的食物。

4. 营养性缺铁性贫血　该病是体内铁缺乏导致血红蛋白合成减少而引起的贫血。是儿童最常见的一种贫血，在婴幼儿发病率最高。缺铁原因常为铁供给不足，胎儿从母体获得的铁量仅够其出生后4～5个月造血所需，而母乳、牛奶及谷物中含铁量均较低，若单纯母乳、牛奶及谷物喂养，而未及时添加含铁丰富的辅食，极易造成缺铁。另外，婴儿生长发育迅速，对铁的需求量较大，应加强供给。

预防措施如下：①加强孕妇及哺乳期妇女营养，选择富含铁的食物；②提倡母乳喂养，人工喂养时宜选择强化铁的配方奶粉；③及时添加富含铁的辅食，如蛋黄、动物血、肝脏、肉类、鱼类、豆制品，注意膳食搭配；④定期进行健康检查，尽早发现轻度缺铁的患儿，及时进行规范积极治疗。

三、幼儿期保健

（一）幼儿期生长发育特点

幼儿生长发育速度较婴儿稍慢，但在语言、动作、心理方面能力增强，自主性和独立性不断发展，对危险事物的识别能力差，故感染性和传染性疾病发病率及意外伤害发生率仍较高。在正确的教养下，可培养幼儿坚强的性格和意志，培养良好的生活习惯。此期幼儿从居家生活逐步过渡到托幼机构的集体生活，因此，对所在辖区托幼机构的保健人员应进行培训和指导，以满足幼儿健康需求。

（二）幼儿期保健要点

1. 合理安排膳食 幼儿期营养需求较快，正处在断奶之后、生长发育较快的时期，应注意供给幼儿足够的能量和优质蛋白，保证各种营养素充足且均衡。在 2～2.5 岁以前，幼儿的乳牙未出齐，咀嚼和消化能力较弱，食物应以细、软、烂为主。蛋白质每日 40g，其中应以优质蛋白为主，占总蛋白的 1/3～1/2。培养良好的进食习惯，鼓励自用餐具，养成不吃零食、不挑食、不偏食等习惯。

2. 日常生活习惯 ①培养幼儿良好的生活习惯，发展其独立性和自主性，如逐步学会穿衣、脱衣和收拾玩具；②培养幼儿良好的睡眠习惯，包括睡眠的姿势、定时独立睡眠、睡眠时嘴中不含物品等；③培养幼儿良好的饮食习惯，包括逐步训练幼儿细嚼慢咽、自主进食、不边吃边玩，能独立、专心进餐等；④培养幼儿良好的卫生习惯，包括幼儿饭前便后洗手、外出回家后洗手、3 岁以内幼儿饭后漱口、大于 3 岁幼儿饭后刷牙等；⑤加强幼儿体格锻炼，增加户外活动；⑥进行幼儿大小便训练，形成规律的排泄习惯。

3. 早期教育 通过感知、语言、动作训练，促进幼儿眼、手协调动作的发展，培养其与周围人的相互关系。社区护士可指导家长按各月龄生长发育的特征、结合儿童的实际能力进行动作训练，如拾物、撕纸、画画等游戏活动可发展幼儿的精细动作。幼儿期是语言形成的关键时期，为幼儿营造良好的语言交流氛围，在玩耍中鼓励幼儿主动与他人接触，并建立友好的情感，以提高其社会适应能力，同时注意礼貌用语的使用，及时纠正错误发音，但切忌过于频繁纠正发音或讥笑，否则会引起幼儿心理紧张，甚至口吃。

4. 定期进行生长发育监测、健康检查和预防接种。

（三）幼儿期常见健康问题的预防

1. **违拗**　幼儿的独立性和自我控制能力增强后会出现极端的反抗行为，对任何要求都回答"不"。社区护士应帮助家长了解这种行为是幼儿正常发展行为，如家长正确理解和尊重儿童，此阶段会很快过去；反之越强迫，儿童越表现出违拗行为。

2. **发脾气**　所有的幼儿都有大发脾气的时候，他们坐在地上、踢腿、大声哭闹，甚至屏气昏倒，这都属于成长中的正常现象。社区护士应指导家长正确处理孩子的行为，但应避免其自我伤害，事后家长应安抚幼儿，不能惩罚。

3. **灼烫伤**　因接触热油、热水、热汤和热蒸气等高温物质、腐蚀性化学物质或放射线引起幼儿的皮肤和组织损伤。常用急救方法：①热液烫伤：应立即脱去被热液浸湿的衣物，然后将受伤部位浸入冷清水中降温，若衣物与皮肤粘在一起，切勿撕拉，立即将未黏着部分的衣物剪去，不要将水疱刺破，保护好创面，及早送医院治疗。②强酸或强碱灼伤：立即用大量冷清水冲洗 20min。如果是生石灰烧伤皮肤，应先用毛巾揩净皮肤上的生石灰颗粒，再用大量清水冲洗，送医院救治。

4. **儿童自闭症**　是一种神经系统发育障碍引起的精神障碍性疾病。多在 3 岁前起病。男女患病率比为 4∶1，表现为对亲人不依赖、缺乏交流和目光对视、不喜欢拥抱、独自玩耍等交流障碍；语言发育明显落后或语言内容奇怪难以理解；表现出转圈、嗅味、玩弄开关、来回奔走、特别依恋某种无生命东西等刻板行为。社区护士应对幼儿的家长进行自闭症相关知识的宣教，做到早发现、早就医、早确诊、早治疗。

5. **儿童多动症**　表现为注意力不集中或过于短暂，容易被周围无关紧要的事分散注意力、活动过多、自我控制能力差、情绪不稳、学习困难等。其发病与遗传、铅中毒、高糖食物、轻度脑损伤、工业污染及环境教育等有关。社区护士应指导家长注意自身的言行，耐心解释儿童提出的问题，不要粗暴干涉、训斥，经常与儿童谈心，建立儿童的自信心。

四、学龄前期保健

（一）学龄前儿童生长发育特点

此期儿童智力发展快，应重视想象力、思维力和探索力的发展。儿童的活动范围扩大，独立意识有所增强，社会交往能力有所提高，在集体活动中学习如何与他人合作，是性格形成的关键时期。多数儿童在托幼机构内生活，各种习惯从相对自由化逐渐过渡到规律化，为学龄期的学校生活做好准备。

（二）学龄前儿童保健要点

1. 合理安排膳食　此期儿童膳食可基本与成人相同，为保证个体成长需求，应提供各种优质蛋白和必需的氨基酸，饮食要多样化，荤素搭配、粗细粮交替，保证膳食平衡，避免油腻、辛辣、坚硬食物；经常调整菜谱，以促进食欲。每天可保持乳制品的摄入，每日进餐3次外加1次点心。

2. 日常护理　学龄前儿童已有部分自理能力，培养良好的卫生习惯和生活规律非常重要，如教育儿童用眼卫生、正确刷牙、穿衣、进食、不挑食偏食、保护环境等。

3. 早期教育　此期注意培养儿童关心集体、遵守纪律、团结协作、热爱劳动等好品质。安排儿童学习手工制作、唱歌、跳舞，为儿童提供有意义的游戏活动，培养兴趣和想象力，陶冶情操，同时增强体格锻炼。

4. 培养健康心理　家长应有意识地帮助孩子独立的发展，树立自信心，应多表扬、多鼓励。尊重孩子的人格和自尊心，不可当众斥责孩子，以免伤害其自尊心。对孩子可能出现的心理行为问题家长应针对原因正确引导，如吸吮拇指、咬指甲、遗尿、攻击性和破坏性行为等。

5. 安全教育　此期儿童好奇心强，易发生意外事故，应加强各种安全教育，预防外伤、溺水、中毒、交通事故等意外发生。此期还会出现小儿走失事件，父母可在孩子身上缝上姓名、地址和联系电话，并教导孩子出现意外时应找警察帮忙。

6. 定期健康体检　学龄前儿童应继续监测生长发育，加强预防接种。同时，每年进行健康检查1～2次，检查内容除婴幼儿时期检查项目以外，还应测量视力、血压、筛查与矫治近视、龋齿、缺铁性贫血、寄生虫病等常见病。

（三）学龄前儿童常见健康问题的预防

1. 龋齿　日常生活中应注意促进儿童口腔卫生，预防龋齿的发生，应注意养成良好的口腔卫生习惯、控制食物中糖的摄入、选用氟化物防龋（氟水漱口或含氟牙膏刷牙）、鼓励含钙丰富食物的摄入并补充维生素D。另外，学龄前儿童应每年进行1～2次牙齿检查，以便早期发现龋齿，早期治疗。

2. 弱视　弱视是儿童常见眼病，指眼球无器质性病变而矫正视力不能达到正常者。在我国儿童弱视患病率为3%～4%，4岁以前是治疗弱视的最好时机，如果错过治疗时机，失用眼的视力将永久丧失。儿童一般每半年进行1次视力检查，以便及时发现视力问题，进行矫正。另外，从新生儿期起，家长就应注意儿童床周围放置的玩具和光源应定期变换位置，教育儿童在读、写、看电视时要注意用眼卫生，社区护士可在家庭访视时评估儿童桌椅的高度、室内光线、儿童阅读时的姿势，并根据具体情况进行指导，如纠正写字姿势、提供适宜的光线、避免长时间用眼等。

3. 单纯性肥胖　小儿单纯性肥胖指体重超过按身长计算的平均标准体重20%。肥胖不仅影响儿童的自尊心与活动，且成年后易导致与肥胖有关的疾病，如高血压、糖尿病、动脉硬化等。一般多发生于5岁左右的学龄前儿童。因为食物摄入过多，尤其是高营养、高热量的食物，也发生于运动不足、消耗过少、儿童不良情绪等。因单纯肥胖对儿童的生理和心理都会造成不良影响，应积极预防。纠正家长不正确的营养观念，鼓励儿童多到户外锻炼，培养儿童从小养成良好的饮食习惯，避免摄入过多油炸类和淀粉类食物、糖果、含碳水化合物多的甜饮料等。同时，社区护士应指导家长忌用食品奖励或惩罚儿童。

4. 呼吸道异物　多发生于学龄前儿童，5岁以下儿童发生率最高。因为此期儿童臼齿未长出，咀嚼功能差，喉头保护性反射功能不良，当儿童进食、哭闹、嬉笑、跑、跳时，很容易将食物或口中小玩具吸入气管中。一旦吸入儿童会突然胸闷、咳嗽、发绀，家长应立即将儿童抱起，头低臀高，用手拍其背部，使其咳出异物，并紧急送医院。对1岁以下婴儿救护时，可用前臂托住婴儿胸部让婴儿面朝下，头部低于躯干倒立，用几个手指在肩胛骨之间给予有力冲击；1～9岁儿童救护时，救护者应取坐位，将儿童面朝下横过救护者的双膝间，用手掌根部在肩胛骨之间用力叩击，使异物随咳嗽排出，如异物未去除，可重复进行。

五、学龄期保健

（一）学龄期儿童生长发育特点

此期儿童体格生长稳步增长，除生殖系统外其他各系统的发育已接近成人水平。智力发育更为成熟，形成抽象思维的能力，控制、理解、分析、综合能力增强，认知和心理社会发展迅速，是学习知识的重要时期。情感发展不断丰富，如挫折感、幽默感、集体感也得到发展，同伴、学校和社会环境对其影响较大。

（二）学龄期儿童保健要点

1. 合理安排膳食　此期儿童的饮食基本和成人相同，应特别注意蛋白质的供给，为儿童提供多样化食物，多选择奶制品、豆类和适量的鱼、瘦肉、蛋、禽，多食蔬菜、水果和薯类，少食盐；多食富含钙的食物，加强运动，满足骨的发育；培养儿童不挑食和不偏食的好习惯，减少零食和含糖饮料的摄入，重视户外活动，避免肥胖的发生。

2. 合理的生活制度　学龄期最重要的任务是学习，合理安排课内外学习和活动时间，保证充足的休息和睡眠（9～10小时），避免作业负担过重，注意劳逸结合，提高学习效率是这一时期的关键。学龄早期的儿童由于抽象思维能力的局限，在某些需要逻辑推理的科目上可能成绩不理想，父母不应责罚或嘲笑儿童，应以鼓励为主。

3. 培养良好的习惯　儿童可塑性大、模仿力强，长辈应做好榜样，培养儿童良好的卫生习惯，如每天早晚刷牙、饭后漱口、饭前便后洗手、不随地吐痰等；注意用眼卫生；培养正确的坐、立、行走的姿势，利于骨骼生长发育；培养劳动观念及体育锻炼的习惯。

4. 心理保健　成人对儿童的评价在儿童的心理发展上起重大作用，家长或老师应多鼓励和支持儿童，增强其自信心，避免儿童产生消极和自卑情绪。鼓励儿童多参加集体活动，促使其人际关系的发展，感受正能量的友爱及互助氛围。

5. 健康检查　继续加强计划免疫，预防传染病的发生。小学生应每年做一次健康检查，一般包括：①常规检查项目，如视力、身高、体重、听力、耳鼻喉检查，口腔检查，脊柱、胸廓、四肢检查，皮肤检查，心脏和呼吸系统的检查等。②临时性的检查，如在传染病流行期间进行临时性检查。

（三）学龄期儿童常见健康问题的预防

1. 近视　近视已成为此期儿童重要的健康问题之一。原因是儿童长时间近距离用眼、照明光线过强或过弱、桌椅高度不适宜以及长时间使用电视电脑等。眼保健的主要措施包括：①充足的睡眠和休息；②摄取均衡的营养，尤其是富含维生素 A 的食物；③正确的用眼习惯，读书写字姿势端正，一般眼与书本应保持 1 尺左右的距离（30～35cm）。如阅读 40 分钟休息 10 分钟，避免长时间看电视和玩电脑，不趴着、躺着、走着、乘车时看书；④每天坚持做眼保健操，做操时注意力集中，闭上眼睛，肌肉放松，认真按摩穴位，用力适度，以感到酸胀为止；⑤定期视力检查，至少每半年 1 次，及时发现问题、及时矫正；⑥对已发生沙眼的儿童，督促其保持手卫生，避免用手揉搓眼睛。

2. 跌落伤　在儿童意外伤害中跌伤是发生率最高的非致死性伤害。由于婴幼儿平衡能力差，易从床上、楼梯上跌落；而学龄前儿童在幼儿园内喜欢追逐打闹、爬高，但自我控制和应急反应能力差，易发生跌落伤；学龄期儿童跌落伤主要发生在学校，大多与体育活动有关。男孩子由于生性好动，跌落伤的发生率高于女孩子。社区护士应指导家长树立安全意识，在房间的窗户、楼梯、阳台、睡床等处设有栏杆，防止坠床或从高处跌落；不要将儿童单独留在较高的位置上；损坏的门窗应及时修理，防止儿童攀爬跌倒；儿童应穿合适的鞋和衣服，系好鞋带，衣裙、裤脚不应拖地，以防绊倒。

3. 灼烫伤　因接触热油、热水、热汤和热蒸气等高温物质、腐蚀性化学物质或放射线引起的皮肤和组织的损伤称为灼烫伤。社区护士应指导家庭和托幼机构内的儿童远离能够引起灼烫伤的危险物品，如菜、饭在温度适宜后给予儿童进食；当电饭煲等热容器盛有热食物时不应放在地上或低处；成人在端热水、热饭时应注意避开来回奔跑的儿童；对较大儿童来说避免玩火柴、煤气等危险物品；室内电器、电源必须有防止触电的安全装置；家用强力清洁剂，如去污剂、碱水、浓硫酸等放在儿童不易碰到的地方，以免误食或泼洒到暴露的皮肤上，导致化学性烧伤。

4. 传染病和寄生虫感染的预防　此期常见的传染病有腮腺炎、水痘、乙型脑炎、流脑等，因此需要做好儿童的预防接种工作。对儿童常见的寄生虫感染如蛔虫、蛲虫，应定期给儿童使用驱虫药，并教会和督促儿童注意个人卫生。

5. 交通事故　据统计我国每年有超过 1.85 万名 14 岁以下儿童死于交通事故。在儿童交通事故中，约 50% 是儿童自身违法行为引起的，如在马路上嬉戏打闹、乱穿马路、攀爬护栏等。社区护士应加强儿童安全意识培养，使其严格遵守交通规则；并教育儿童熟悉各种交通信号和标志；不应在马路上踢球、溜旱冰、追逐打闹、学骑自行车等；不应在汽车、拖拉机下面玩耍或睡觉；司机倒车时应先确认车辆后面无儿童；注意乘车安全，乘车时应坐稳，不应将头、手臂伸出窗外；骑自行车的儿童，应遵守交通规则；家长可给儿童穿着醒目的衣服，提醒司机注意，以减少意外事故的发生。

六、托幼机构的儿童保健

（一）托幼机构特点

儿童早期教育的重要性已日益得到重视。儿童的社会化发展需要同伴和其他成人的参与，因此托幼机构是扩展儿童和他人交往范围的重要场所，同时也为儿童进入小学打下基础。托幼机构指托儿所、幼儿园等儿童集体生活的场所，它是儿童最早接受集体教育的社会组织，社区护士有责任协助和参与托幼机构的儿童保健工作，以避免和减少不安全事件的发生。

儿童在托幼机构能够培养集体精神和合作意识，能够面对不同的社会文化差异，能够有机会应对烦恼、不满、愤怒等情绪。通过幼儿园的生活，培养孩子探索和进取的精神，增加儿童的成功意识、自信感和对个人能力的评价。

（二）托幼机构保健要点

1. 日常生活安排　根据儿童年龄大小安排每一日的睡眠、饮食、活动、游戏和自由活动时间、顺序、次数等。年龄越小的儿童睡眠时间越长，进食次数越多，而活动时间相对较短。

2. 合理安排膳食　托幼机构可根据不同年龄儿童每日需求，设定各种营养素的量，制订膳食计划，加强饮食卫生管理，同时提高儿童的抵抗力。

3. 健康检查　①入园前的检查：儿童入园前必须在当地妇幼保健机构或当地卫生行政部门指定的医疗卫生机构进行体格检查，只有经检查证明身体健康及近期内无传染病史者方可入园，内容包括全身体格检查、血尿常规、肝功能和乙肝表面抗原等；②日常检查：为防止传染病的发生，保健人员需每日早晨对到园的儿童进行检查，包括儿童的精神状态、有无发热、流鼻涕、皮疹及手口情况等；同时，保健人员应加强对儿童进行日常检查，全日观察儿童精神、面色、食欲、大小便和睡眠情况，以便做到早发现异常早处理；③定期体检：儿童 3 岁以后应每年做一次体格检查，内容包括基本体格检查、常规物理检查和实验室检查。

4. 体格锻炼　每日安排 1～2 小时的户外活动，让儿童获得足够的日光照射，如做操、散步、慢跑、游戏等。

5. 卫生消毒和隔离制度　①环境卫生：定时清扫室内外环境，保持室内通风，玩具、教具、桌椅、厕所等定时清洁和消毒；②个人卫生：加强儿童的生活护理，培养儿童良好的个人卫生习惯如勤洗手，并加强个人专用物品管理，定期清洗、消毒。

6. 保证安全　定期检查维修托幼机构内的所有设施，包括活动场所、桌椅、门窗、玩具；建立儿童接送制度；定期对工作人员进行安全培训，强化员工的安全意识；定期对儿童进行通俗易懂的安全教育，提高儿童的安全识别能力。

（三）托幼机构常见健康问题的预防

按照计划免疫程序对儿童进行预防接种，做好疾病的预防工作，特别是在某些传染病暴发流行的季节。加强日常检查，尽早发现患病儿童，立即通知家长，以便早期治疗。如果为传染病患儿，还应早隔离、早报告，同时加强保护其他儿童，对患儿活动过的场所进行消毒，对接触过患儿的其他儿童进行检疫和保护等。托幼机构还应建立常见病和多发病的登记制度，观察疾病的变化情况，及时采取有效预防措施。

第二节　社区青少年保健

青少年期是由儿童期过渡到成年的时期，是儿童生长发育的最后阶段，将经历人生的特殊阶段"青春期"。在我国女孩青春期从 10～12 岁开始，到 17～18 岁结束，男孩一般迟 2 年左右。此期青少年的生理和心理均发生巨大的变化，如果缺乏正确的支持和引导，可能引起很多健康问题，损害青少年的身心发展。因此，社区护士应协助学校和家庭做好青少年的卫生保健，同时对辖区内的青少年和家长进行保健知识、性知识等的宣传指导，使青少年在家长、学校和全社会的共同努力下健康成长。

一、青少年生理、心理特点

（一）青少年生理特点

受神经内分泌系统的影响青春期生长发育迅速，早期以体格发育为主，身高突增，平均每年增加 6 ～ 8cm，体重平均每年增加 5 ～ 6kg。中期以内、外生殖器官及第二性征发育为主，会出现月经和遗精。后期则身材体格基本定型，生殖器官趋向成熟。青少年大脑发生质的变化，其思考、理解、分析、判断能力均加强。

（二）青少年心理特点

青少年生理发育迅速，心理发育由儿童时期的单纯转向复杂的"暴风骤雨"时期，表现为自我意识、性意识和独立性增强，但是知识不足、经验有限、对社会认知能力不够成熟、自我控制力不强、情绪不稳定、易冲动。因此，青少年容易出现健康问题和心理问题。

二、青少年保健指导

（一）青春期性教育内容

针对青春期发育的特点，应通过各种途径有目的、有计划、有组织地进行性卫生教育和道德伦理教育，主要包括性生理教育、性心理教育、性道德教育和性美学教育 4 方面。教育的内容根据年龄不同而选择，主要目的是解除对性的神秘感和对月经、遗精的恐惧，能提高青少年应对各种环境不良刺激和心理压力的能力，进行正确的性教育，指导其与异性正常交往，抵制不健康的性信息，形成正确的性观念和道德规范，促进健康心理的成熟。

（二）青少年定期健康体检

青少年应每年进行一次健康体检，并建立健康档案。定期健康检查可尽早发现生长发育中出现的问题，如性早熟、月经紊乱、闭经、少女妊娠等。

（三）供给充足营养

青春期是个体生长发育的第 2 个高峰期，新陈代谢旺盛，体格生长迅速，所需热能较一般成人高 25% ～ 50%，需要增加热能、蛋白质、维生素及矿物质如钙、铁等营养素的摄入。这既需要普及营养知识进行营养指导，又需要培养良好的饮食习惯，懂得各种营养素对生长发育和维持健康的重要性，养成规律进餐，不偏食厌食、暴饮暴食，保证各类营养素的合理摄入。

（四）青少年健康教育

1. 养成健康的生活方式　保证充足的睡眠，合理安排休息、学习和娱乐的时间，生活要有规律，不熬夜、不贪睡、不吸烟、不饮酒，加强锻炼以增强体质。

2. 法制和品德教育　青少年思想尚未稳定，易受外界一些错误和不健康的因素影响。因此，青少年需要接受系统的法制教育，学习助人为乐、勇于上进的道德风尚，自觉抵制腐化思想的影响。

3. 女性乳房保健。

4. 青春期女性健康保健　重点加强少女的经期卫生指导。

5. 青春期男性健康保健。

（五）青少年网络成瘾问题

青少年网络成瘾也称病理性网络使用。主要表现为对网络有心理依赖，不断增加上网时间；从上网行为中获得愉快和满足，下网后感觉不快；在个人现实生活中花很少的时间参与社会活动与他人交往；通过上网来逃避现实生活中的烦恼与情绪问题；并否定过度上网给自己的学习、工作和生活造成的影响。

预防网络损害的措施有：从社会、家庭、学校各方面教育青少年，营造一个健康绿色的网络空间；教育孩子树立正确的娱乐观，处理好学习和上网之间的关系；指导青少年采用恰当的方式宣泄自己的情绪，如打球、跑步等；鼓励青少年参加集体活动和社交活动，用正确的社会道德规范自己的行为，抵御虚拟空间的诱惑。

第三节　社区妇女保健

社区妇女保健不仅关系到妇女儿童的身体健康，而且与人类的健康繁衍、人口素质和健康水平的提高息息相关。社区妇女保健是根据妇女各个时期的生理及生殖特点，以群体为对象，通过采取预防为主、防治结合等综合措施和管理方法，保障妇女生命安全与健康，降低孕产妇的死亡率，控制疾病传播及遗传病的发生，提高妇女总体健康水平的一种保健工作。社区妇女保健的目的在于通过积极的普查、预防保健、监护和治疗措施，开展以维护生殖健康为核心的贯穿妇女青春期、围婚期、妊娠期、产褥期、围绝经期及老年期的各项保健工作，因此，社区护士必须掌握妇女各期的保健要点及常见健康问题的预防。

一、围婚期保健

围婚期是指妇女从确定婚姻对象到婚后受孕的一段时期，包括婚前医学检查、围婚期健康教育和婚前卫生咨询。此时是女性树立科学的性观念、形成科学的性态度、选择健康的性行为、预防性疾病传播的重要时期。

婚前检查的目的是保证健康的婚配，避免医学上认为的不适当的结婚和生育，保证婚配双方和后代的健康，防止一些疾病的传播，特别是遗传性疾病的延续，减少人群中遗传病的负荷。

婚前医学检查内容主要包括①询问病史：询问本人的健康史、家族史、月经史及是否近亲婚配等；②全身体格检查：测量血压、体重、身高以及检查女性的第二性征；③生殖器官的检查：了解生殖器官发育是否良好；④实验室检查：包括血、尿常规、肝功能、阴道分泌物涂片检查等。

二、妊娠期保健

妊娠是指胚胎和胎儿在母体内发育成长的过程，妊娠期指从卵子受精开始至胎儿及其附属物自母体排出之间的一段时间。妊娠往往使妇女经历巨大的生理、心理变化，妊娠本身也可出现异常的状态，如流产、异位妊娠、前置胎盘、妊娠高血压和心脏病等合并症，会严重影响妇女的身心健康，甚至导致死亡。因此，社区护士应指导社区孕妇定期进行产前保健，及早发现各种变化或异常状态。

（一）妊娠期保健要点

妊娠期保健是以预防为主，通过产前检查、健康监测、宣传教育和咨询服务，维护孕妇的身心健康以及促进胎儿生长发育，早期发现并发症，确保母婴健康，并协助孕妇做好分娩的生理和心理准备。

1. 产前检查 孕妇确诊妊娠后，社区护士应在孕妇孕 12 周前为其建立《孕产妇保健手册》，进行早孕咨询、检查及健康指导。建立保健手册，可以加强对孕产妇的管理，降低孕产妇及新生儿的发病率、死亡率和病残儿的出生率。通过询问病史、全身体格检查、实验室检查，全面了解孕妇的健康状况，及早发现有无遗传性疾病。对检查无异常者，应在妊娠第 16、第 20、第 24、第 28、第 32、第 36、第 38、第 39、第 40 周做产前检查。检查内容包括：测量体重、腹围、宫底高度、血压等，并根据以上检查结果绘制妊娠图，明确胎方位，监测胎心等，了解孕妇的健康状况及胎儿的生长发育情况。

2. 进行高危妊娠筛查 社区护士对存在致病因素或并发症可能危害孕产妇、胎儿或导致孕妇难产者视作高危妊娠，相应增加产前检查的次数。对可能有妊娠禁忌证或严重并发症的孕妇，及时转诊到上级医疗卫生机构，并在 2 周内随访。

3. 避免胎儿致畸或流产 社区护士应为孕妇提供相关的信息支持，减少胎儿致畸和流产的发生率；避免接触致畸物质，特别是妊娠前 10 周；预防感染，特别是病毒性感染；禁止吸烟，包括被动吸烟；避免饮用酒、咖啡等刺激性饮料；如为习惯性流产女性，应找出原因，采取措施。

4. 健康生活方式指导

（1）活动与休息：孕妇睡眠指导，每天保证 8h 睡眠，增加午休时间，妊娠中晚期孕妇睡眠时宜取左侧卧位，避免仰卧位的原因是仰卧位时子宫压迫下腔静脉和盆腔静脉可能会造成回心血量减少、血压降低和下肢水肿、痔疮等，并影响全身血液循环。指导孕妇在妊娠期进行适宜的户外活动，以促进血液循环，改善睡眠和增加食欲。孕妇活动的原则以不疲劳为主，保证母儿安全为宜。从妊娠中期开始，社区护士可以采用各种健康教育方式指导孕妇进行科学的产前运动操及盆底肌锻炼，但有流产、早产征象时应停止。

（2）均衡的饮食：妊娠早期，饮食以清淡为主。妊娠中期后，胎儿生长发育迅速，孕妇膳食摄入的原则是：①增加优质蛋白的摄入，如鸡、鸭、鱼、瘦肉、牛奶、鸡蛋等，因为蛋白质不仅是维持子宫和胎盘正常发育的重要营养物质，而且对胎儿的正常发育也起着非常重要的作用，因此妊娠期蛋白质的摄入量要充足；②多食新鲜蔬菜、瓜果类富含维生素的食物。微量元素及维生素中除铁外，几乎所有的微量元素均可在食物中得到补充，妊娠期应注意微量元素及维生素的摄入。妊娠 16 周后每日应摄入钙 1 000mg，孕晚期增至 1 500mg；每天到户外散步；妊娠时叶酸需要量比平时增加 2 倍，应多食含叶酸较多而对血糖影响较小的食物，多食含铁丰富的食物；③适当限制膳食中食盐的摄入量。

（3）个人卫生：妊娠期应养成良好的个人卫生习惯，经常洗澡以促进血液循环。一般选择淋浴，禁止盆浴，防止逆行性感染；经常更换内裤，保持会阴清洁，注意观察阴道分泌物的颜色、性质或气味改变时应及时就医；由于孕妇体内激素水平的改变，孕期易出现齿龈肿胀出血，因此应注意保持口腔卫生习惯，饭后和睡前应刷牙漱口，选用软毛牙刷，且刷牙动作轻柔，防止细菌滋生，患龋齿或其他口腔疾病应及时就诊；孕妇应选择宽松、舒适、柔软的衣物，穿平底且防滑的鞋，不穿高跟鞋。

5. 乳房护理　孕妇应每天用温水擦洗乳房和乳头，增加乳头上皮的摩擦耐受力，以免发生皲裂；并佩戴大小合适的全棉乳罩以免乳房下垂；每天按摩乳房 5 分钟以增强乳房的韧性；对乳头扁平或凹陷的孕妇，社区护士应指导其适当的纠正，但对有流产史、早产倾向、妊娠后期或刺激乳头出现子宫收缩的孕妇要避免刺激乳头。

6. 孕期自我监测　孕期自我监测不仅可以了解胎儿的宫内生长情况，还可以促进孕妇和家庭成员之间的情感融合。监测内容包括①自测胎动：取左侧卧位，每日早、中、晚各测 1 小时胎动，将 3 次的计数相加乘以 4 得 12 小时的胎动数，每小时胎动数不应少于 3 次，12 小时内胎动数不应少于 10 次。胎动减少（12 小时内胎动累计少于 10 次，或 1 小时内无胎动）或胎动突然频繁应及时就诊。②听胎心音：教会家庭成员妊娠 20 周后每天听胎心音并记录，正常胎儿心率为 120～160 次/min。胎心音是否正常可以判断胎儿宫内情况，若胎心音异常应及时送医院；③测量体重：指导孕妇每周测体重，正常情况下，妊娠早期，孕妇体重每个月增加 0.5kg 左右；妊娠中期，体重每周增加 0.25～0.35kg；妊娠晚期，体重每周增加 0.5kg 左右。整个妊娠期体重的增加应据个人孕前体重而定，一般足月妊娠时体重共增加 12kg。若增长过快，则可能发生水肿；④测量宫底高度及腹围：妊娠 20 周后，指导孕妇家属每周测量宫底高度及腹围，以了解胎儿生长发育情况，并记录。

7. **用药指导** 妊娠早期是胚胎组织器官形成的阶段，孕妇服用的多数药物能通过胎盘进入胎儿体内，造成胎儿畸形或胚胎停止发育。一般认为用药剂量大、时间长、注射用药对胎儿造成不良影响的机会较多。因此孕妇不得擅自用药，需要时应在医师指导下慎重选择、合理用药。

8. **适宜的胎教** 胎教是有目的、有计划地为胎儿的生长发育实施的最佳措施。适宜的胎教可以促进胎儿宫内的良好发育，并增进母子感情，如倾听舒缓的音乐让胎儿安静、舒适，对胎儿交谈和抚摸可传递父母的关爱。

9. **心理调适** ①妊娠早期，孕妇心理反应与孕妇的性格及心理特点有关，此期孕妇常表现为既高兴又担心，担心自己身体是否能承受，担心胎儿是否正常，对怀孕有不确定感；同时，因身体不适而感到焦虑、情绪不稳定、依赖性增强、易受暗示等。社区护士应做好心理疏导，帮助孕妇尽快适应妊娠。②妊娠中期，孕妇已接受妊娠的事实，身体不适症状减轻，情绪相对稳定。由于胎动增加，孕妇会对胎儿充满期待和幻想。社区护士应为孕妇提供有关妊娠、分娩及胎儿的相关知识，倾听孕妇对胎儿的想法和感受，并给予相关指导。③妊娠晚期，孕妇会感到很脆弱且易受伤害，对分娩既期待又恐惧。随着胎儿长大、腹部膨隆，孕妇常感到行动不便，出现心理冲突，导致情绪不稳定。社区护士应鼓励孕妇表达自己的内心感受，针对性地进行疏导，减轻焦虑，同时指导家属为孕妇提供足够的关心和支持。

（二）妊娠期常见健康问题的预防

1. **早孕反应** 约有 50% 的妇女会在妊娠早期出现头晕、乏力、嗜睡、喜食酸物，或晨起恶心、呕吐、食欲缺乏、偏食，称为早孕反应。社区护士应指导孕妇起床时动作缓慢，避免突然站立；多食新鲜的蔬菜、水果，饮食应清淡，避免油腻；少量多餐，每天进餐 5～6 次，避免空腹状态；两餐之间进食液体；保持心情愉悦。若妊娠反应特别严重，恶心、呕吐频繁，应及时就医。

2. **便秘** 鼓励孕妇多吃新鲜的蔬菜、水果等富含纤维素的食物；指导孕妇养成良好的排便习惯；增加饮水量；适当增加活动量；如果需要，应在医师指导下使用粪便软化剂。

3. 眩晕 适当减少孕妇的工作量，以免过度劳累；注意饮食，预防低血糖的发生。

4. 小腿痉挛 孕妇体内钙、磷比例失调会导致小腿腓肠肌痉挛，常在夜间突然发作，多因下肢着凉或过度疲劳诱发。社区护士应指导孕妇增加食物中钙的摄入，避免腿部疲劳、受凉。在痉挛发作时，孕妇可背屈肢体，或站立前倾，或局部热敷按摩。

5. 贫血 自妊娠第6周起，孕妇血容量开始增加，到妊娠32～34周达高峰，由于血浆的增加多于红细胞的增加，孕妇易出现生理性贫血；若不注意铁的补充，孕妇红细胞计数低于$3.6×10^{12}$/L、血红蛋白低于110g/L时则为病理性贫血。因此，孕妇在膳食中应增加含铁丰富的食物，如动物肝脏、血、瘦肉、蛋黄、豆类，对出现病理性贫血的孕妇应在医生指导下服用铁剂。铁剂服用应在餐后20分钟，用温开水或果汁送服，避免对胃黏膜产生刺激，服用铁剂时应避免饮茶、咖啡等，以免影响铁的吸收，还应告知孕妇服用铁剂后大便可能会变黑。

6. 尿急、尿频 当增大的子宫压迫膀胱时，会出现尿急、尿频等现象，应向孕妇说明这些均属正常现象，不必担心。

7. 水肿及下肢、外阴静脉曲张 孕妇在妊娠后期易发生下肢水肿，属正常现象，经休息后可消退。社区护士可指导孕妇尽量避免长时间站立，若出现凹陷性水肿或经休息后仍不消退，应警惕合并其他疾病，查明病因后积极治疗。可指导孕妇睡眠时采取左侧卧位，睡眠时抬高下肢，改善下肢血液回流。

8. 腰背痛 孕妇体内激素水平升高易致关节韧带略松弛，随着子宫的增大，为保持重心平衡，孕妇腰椎向前突出，易致背肌持续紧张，在妊娠中晚期常见。社区护士可指导孕妇尽量穿平底鞋，尽量保持上身直立，避免长时间弯腰活动。若疼痛严重，应减少工作量，多卧床休息，也可局部热敷以减轻疼痛。

三、产褥期保健

产褥期是指从胎盘娩出到产妇全身各器官（乳腺除外）恢复或接近正常未孕状态所需的一段时间，一般为6～8周。产褥期保健主要是帮助产妇恢复身体、适应新的角色、哺乳和照看婴儿等。

（一）产后家庭访视

社区护士在产妇出院后，必须进行3次家庭访视。第1次在产妇出院后3d之内，第2次在产后2周，第3次在产后4周，如有需要可酌情增加访视的次数。社区护士为产妇进行家庭评估的内容包括：

1. 通过观察、询问和检查，了解产妇一般情况、乳房、子宫、出血和恶露、会阴或腹部伤口恢复情况。

2. 对恢复正常或出现母乳喂养、产后便秘、痔疮、会阴伤口疼痛等问题的产妇需要进行产后保健指导和相应问题的处理。

3. 发现有产后感染、产后出血、子宫复旧不佳、妊娠合并症未恢复或产后抑郁等问题的产妇，应及时转至上级医疗保健机构治疗。

4. 检查了解新生儿的基本情况。

（二）产后 42 天健康检查

1. 为正常产妇做产后健康检查，异常产妇可到原分娩医疗保健机构检查。

2. 通过一般体检和妇科检查对产妇康复情况进行评估。

3. 对已康复者进行性保健、避孕、生殖道感染、纯母乳喂养等方面进行指导。

（三）新生儿护理指导

指导产妇及家属正确护理新生儿，如新生儿沐浴、新生儿抚触、脐部护理、尿布疹的预防、按时预防接种等。若是人工喂养，应告知家属人工喂养的相关护理方法，并教会产妇及家属识别异常情况，如发热、新生儿黄疸、脐部发炎等。

（四）活动和运动指导

自然分娩的产妇可在产后 6～12 小时起床稍微活动，产后第 2 天可在室内随意走动；行会阴侧切或剖宫产的产妇，可至产后第 3 天起床活动。产后进行适当的运动，可使身体各部位松弛、减少疲倦、恢复体力、促进子宫复旧、促进血液循环、增强肠蠕动、预防便秘。产后运动应根据个人耐受程度逐渐增加，避免过于劳累，对有出血或不适时立即停止。也可选择产褥保健操运动，一般在产后第 2 日开始。

（五）心理调适指导

部分产妇在产后数天会出现情绪低落、易哭、失眠、自责等情绪，主要是体内荷尔蒙浓度的突然变化所致。通常这种情绪低落会在短期内消失，若情况持续应及时治疗。一般社区护士应做好产妇心理疏导工作，鼓励产妇表达自己的感受，耐心倾听其诉说心理问题，并调动产妇的家庭支持系统，帮助其尽快完成心理调适过程。依赖期产妇可充分休息，协助完成产妇及新生儿的日常护理。在依赖 - 独立期，社区护士为产妇及家庭提供新生儿喂养和护理知识，耐心指导并鼓励产妇照顾新生儿，在与孩子的接触过程中，提高产妇的自信心和自尊感，培养母子感情。

四、围绝经期保健

绝经是指月经完全停止 1 年以上。我国城市妇女平均绝经年龄为 49.5 岁，农村妇女平均绝经年龄为 47.5 岁。围绝经期是指从绝经前一段时间、卵巢功能开始衰退、出现与绝经有关的内分泌、生物学改变及临床表现到绝经后 12 个月这段时期。

（一）围绝经期生理、心理特点

1. 围绝经期生理特点　由于卵巢功能的减退，体内激素水平下降，导致围绝经期妇女出现一系列自主神经功能失调的症状。约有 70% 的妇女在绝经前会出现月经无规律，量时多时少，持续时间长短不一。泌尿系统也容易发生尿急、尿失禁、反复发作性膀胱炎等。另外，骨质会出现疏松改变，血糖浓度升高，血浆总胆固醇和 β 脂蛋白浓度增加，引起心血管疾病发生率上升。

2. 围绝经期心理特点　由于激素水平的变化及自主神经功能的不稳定，可导致一系列的精神和心理状态改变，如悲观、忧郁、烦躁不安、失眠、神经质等，甚至出现情绪低落、性格及行为改变。不同妇女的心理反应强弱和持续时间也不同，与个人体质、人格类型、社会地位、经济状况、职业等有关。

（二）围绝经期保健要点

1. 健康教育　社区护士通过举办讲座、发放宣传资料和家庭访视等形式对绝经期妇女和家人进行健康教育，使她们认识到绝经是一种不可避免的自然现象，绝经期生理变化属于人体生理发展的自然规律，大多数人通过调适都能顺利度过，仅少数人需要进行治疗。

2. 心理支持　此期大部分妇女开始进入空巢家庭，职业妇女在工作中会面临更多压力，加上内分泌的改变，常表现出较多的精神和心理症状。对此，社区护士可以通过举办讲座、发放宣传资料和家庭访视等方式，对妇女进行有关围绝经期自我保健的健康教育，讲解围绝经期的生理、心理变化，使其意识到绝经期是人生必经的正常阶段。同时，鼓励绝经期妇女与家人、朋友多沟通，多参与社会活动，保持心胸宽阔，并调动其家庭支持系统，创造和睦的家庭氛围，以促进心理调适，健康度过围绝经期。

3. 养成健康的生活方式　①合理安排工作、活动、休息时间，保持生活平静规律。多进行体育锻炼可降低血浆中胆固醇和三酰甘油的水平，促进机体代谢和血液循环，防止衰老，如进行慢跑、太极拳、爬山、跳舞、打网球等运动。②均衡的膳食结构是预防绝经后疾病的有效措施。通过控制总热量，供给充足的优质蛋白，并保证各种无机盐和维生素的供给。

4. 定期健康检查　建立绝经期妇女定期健康检查制度，一般每年普查一次，以便对各种女性常见病和恶性肿瘤早发现、早诊断、早治疗，如阴道炎、宫颈炎、妇科肿瘤等。

（三）围绝经期常见健康问题的预防

1. **血管舒缩失调**　由于血管舒缩功能失调，常出现全身潮红、燥热、出汗、有热刺感等症状。社区护士应指导其避免过于激动、急躁和慌张；少食辛辣、浓咖啡、浓茶等易致兴奋的食物。

2. **泌尿生殖系统感染**　围绝经期妇女由于激素水平下降，不仅会导致25%～50%的妇女出现尿失禁、膀胱炎，而且阴道内酸度降低，容易发生阴道炎。社区护士应指导其注意个人卫生，保持外阴清洁、干燥，可用1∶5 000高锰酸钾溶液坐浴，以缓冲阴道碱性环境。必要时在医师指导下补充外源性雌激素以缓解症状。

3. **围绝经期骨质疏松**　绝经期妇女雌激素水平降低，骨质吸收速度快于骨质生成速度、骨骼的钙质减少，容易产生骨质疏松，导致骨骼压缩、体格变小，严重者导致骨折。社区护士可指导其合理营养，多进食含蛋白质、钙及各种维生素丰富的食物，如鱼虾、牛奶、豆制品、深绿色蔬菜、坚果类等，并适当补充维生素D；坚持户外活动，增加内源性维生素D的生成；戒烟限酒；必要时在医师的指导下服用雌激素预防骨质疏松，并加强随访和指导。

第四节　社区老年保健

随着人们生活水平的不断提高，医疗卫生条件的日益改善，人的寿命不断增长，人口老龄化已成为21世纪一个重要的社会问题。我国老龄人口增长在基数和速度方面都属世界之首，老年人的健康问题已引起全社会的重视。一般大多数老年人生活在社区家庭中，所以开展社区老年保健护理，提高老年人的自我保健能力就是实现健康老龄化的重要保证，也是社区卫生服务的重要内容。

一、社区老年护理概述

（一）老龄化社会

WHO对老年人年龄划分有两个标准：在发达国家65岁以上的人群定义为老年人，而发展中国家则将60岁以上人群称为老年人。WHO规定65岁以上的人口占总人口比例的7%以上或60岁以上的老年人口占总人口比例10%以上即为老龄化社会。我国在1999年10月已进入了人口老龄化国家的行列。2005年11月我国60岁以上人口达1.44亿，约占总人口的11.03%，预计2025年上升到20%，2050年将达到22.5%，即每4个人中就有1个老年人。

随着独生子女家庭的普及，子女对老年人的日常生活照顾在时间和精力上越来越少，人们对健康的关注，迫使社区老年护理服务不断发展，以减轻子女的压力，满足老年人长寿及提高生活质量的需求。因此，社区老年保健已成为社区保健的重要方向。

（二）目前社区老年护理的内容和形式

1. 日间老年护理服务中心　日间老年护理服务主要针对在家中生活难以完全自理，家中又没有其他人照顾的老年人。方法是白天将老年人接到日间服务中心，晚上再送回家中。服务内容包括：接送服务、餐饮服务、医疗、康复护理、日常生活照料等。这种服务方式使社会与家庭共同承担了老年人的护理服务，使老年人享受了家庭的温暖，同时减轻了家人的负担。

2. 家庭访视社区护理中心　一般针对社区 70 岁以上患有慢性病，需要长期治疗、护理、康复指导的老年人。方法是将社区内需要家庭护理的老年人记录在案，然后根据每个人的不同情况由家庭护理中心的护士提供上门护理服务。服务内容包括：身体评估、用药安全指导、健康教育、康复指导、物理治疗、心理治疗及咨询、语言训练及治疗、营养咨询、疾病预防、运动指导、其他护理服务及转诊等。

3. 社区老年疗养院　一般针对社区内患有慢性病、但由于疾病等问题不能住在家中的老年人。方法是让老年患者住在社区老年疗养院，然后根据患者情况提供服务。服务内容包括：按时服药、控制饮食、定期检查、心理治疗、健康教育、护理、预防并发症等服务。是一种介于社区和医院的护理服务。

4. 老年临终服务中心　主要针对患有绝症、需要舒适治疗、心理安慰和护理的老年人，以提高他们临终阶段的生活质量。方法是在老年临终服务中心为老年患者提供全套的临终护理服务。服务内容包括：生理舒适服务、生活护理、患者及家属的心理支持与护理、死亡咨询与教育等。

二、老年人生理、心理特点

人的生命过程都要经过生长、发育、成熟及衰老的各个阶段，进入老年期后机体的生理功能和器官、组织、形态等方面呈进行性的退行性变化，使老年人不同程度地表现为机体活动力减弱，对外界环境的适应力减退等生理问题。

（一）老年人生理特点

1. 肌肉骨骼系统的改变　椎间盘萎缩性变化，脊柱弯曲度增加，使个体的身高逐渐缩短；由于骨质疏松，骨脆性增加，易发生骨质疏松症、骨软化以及骨折；因为肌纤维逐渐萎缩、数量减少，肌肉萎缩，强度下降，易产生疲劳。

2. 皮肤改变　老年人皮肤皱纹最先见于前额，其次眼角、鼻根部和鼻唇沟，眼睑、耳及颈部皮肤下垂。同时皮肤弹性降低、厚度变薄、松弛，表面失去光泽，可出现老年性色素斑。

3. 感觉系统的变化　随着年龄的增长视觉、味觉、听觉的功能也逐渐下降。嗅觉、触觉、痛觉、温觉减弱迟钝。一般 60 岁以上老年人约 1/3 有不同程度的听力障碍。

4. 呼吸系统的改变　老年人胸廓呈桶状胸，胸式呼吸减弱，肋间肌和膈肌萎缩，肺泡弹力纤维减少，肺泡面积减少，肺活量减少，残气量增多，气体交换能力下降。同时，气管变窄，分泌物增加黏稠，易有痰液潴留和感染。

5. 消化系统的变化　由于牙龈萎缩，唾液腺、胃酸、胆汁、胰液等消化液分泌减少，使得老年人的食欲减退，消化能力减弱。此外结肠、直肠及肛门肌松弛，易发生便秘或大便失禁。

6. 循环系统的变化　随着年龄的增长，心脏重量增加，左室壁肥厚。心室内传导系统与心脏纤维支架间发生纤维化或钙化退行性变，导致心脏传导阻滞。心肌纤维发生脂褐质沉积，心肌 ATP 酶活性下降，共同导致心肌收缩力下降、心搏出量减少，心功能减退。瓣膜不断纤维化、钙化、增厚或变硬，造成瓣膜关闭不全产生心脏杂音。血管壁弹性纤维减少，胶原纤维增多，出现动脉粥样硬化，使动脉压升高、静脉压下降，发生直立性低血压。

7. 泌尿生殖系统的变化　由于肌肉张力减低、膀胱容量减少，使膀胱的排空能力下降，残余尿增加，尿路感染机会增加，导致女性易出现尿失禁现象。此外，老年女性的子宫、卵巢萎缩，阴道的湿润性、弹性及酸性降低，易导致感染；而老年男性多有不同程度的前列腺增生，发生排尿困难。

8. 神经系统的变化　脑神经细胞萎缩，数量减少，大脑体积缩小，神经细胞和神经递质减少，易出现自主神经功能紊乱、记忆力减退、注意力不集中、对外界反应变慢、灵活性和协调性降低、不易躲避意外事件的伤害。

9. 免疫系统　免疫器官逐渐萎缩，免疫细胞数量减少，抗体产生减少，免疫功能减退。

（二）老年人心理特点

老年人由于衰老引起生理环境的变化，心理也会发生一系列改变，主要表现在记忆、智力、思维和人格 4 个方面。

1. 老年人的记忆　心理学上将记忆过程可分为 4 个阶段，即识记阶段、保持阶段、回忆阶段和再认阶段。其中，识记阶段也称为初级记忆；保持阶段、回忆阶段和再认阶段称为次级记忆。

（1）初级记忆与次级记忆：初级记忆是指对于刚听过或看过、在脑子里仍留有印象的事物的记忆。次级记忆是指对已听过或看过一段时间的事物，经过编码储存在记忆仓库，以后需要加以提取的记忆。

（2）再认和回忆：再认是指人们看过、听过或学过的事物再次出现再眼前时能辨认出曾经感知过。回忆是指如果刺激物不再出现在眼前，而要求将此再现出来的过程。

（3）机械记忆和逻辑记忆：机械记忆是根据材料的外部联系或表现形式，采取简单重复的方式进行的记忆；逻辑记忆是指在对材料内容理解的基础上，通过材料的内在联系而进行的记忆。

老年人的记忆特点：①初级记忆基本上没有变化或变化很少；次级记忆发生较大的变化，但远期记忆的保持相对比近期记忆的保持好；②记忆的保持能力逐渐下降，但远期记忆的保持相对比近期记忆的保持好，一般对很久以前的人、经历及发生的事情，保持较好的记忆；③再认能力比回忆能力好；④逻辑记忆比机械记忆好。

2. 老年人的智力　智力包括两大类，即液态智力和晶态智力。液态智力指获得新观念、洞察复杂关系的能力，一般随年龄的增长而明显减退。晶态智力指通过学习和掌握社会文化经验而获得的智力，如词汇、理解力和常识等。晶态智力主要与后天的知识、文化和经验的积累有关，所以不一定随年龄的增长而减退，甚至有可能提高，一般 70～80 岁后，才出现缓慢减退现象。

3. 老年人的思维　思维是人类高级的、理性的认识过程，包括概括、类比、推理和问题解决 4 方面的能力。老年人在概念、逻辑推理和问题解决方面的能力下降，特别是在思维的敏感度、流畅性、灵活性、独特性及创新性等方面较青年时期减退。

4. 老年人的人格　人格以人的性格为核心，受先天素质、教育、家庭和社会环境的影响，逐步形成的气质、能力、兴趣、爱好、习惯及性格等心理特征的总和。老年人的人格模式可分为：整合良好型、防御型、被动依赖型与整合不良型 4 种适应方式。

（1）整合良好型：特点是以高度的生活满意感面对新生活，具备良好的认知能力和自我评价能力。此型又可划分为 3 种亚型：①重组型：退休后继续积极、广泛参加各种社会活动。②集中型：退休后，在一定范围内选择性参与一些比较适合的社会活动。③离退型：退休后，人格整合良好，生活满意，但活动水平低，满足于逍遥自在。

（2）防御型：特点是完全否认衰老，雄心不减当年，刻意追求目标。此型又可划分为两种亚型：①坚持型：退休后，仍继续努力工作，并保持高水平的活动。②收缩型：退休后，热衷于饮食保养和体育锻炼，努力保持自己的躯体外观。

（3）被动依赖型：此型又可划分为两种亚型。①寻求援助型：一般需通过外界的帮助以适应老年期的生活。②冷漠型：对生活无目标，对任何事物均不关心，几乎不与他人联系、不参加任何社会活动。

（4）整合不良型：特点是存在明显的心理障碍，需要在家庭的照顾下、社会组织的帮助下才能生活。部分老年人不能很好地适应老年期的生活，属于整合不良型的人格模式。

三、老年人保健要点

（一）饮食和营养保健

1. 营养比例适当　在饮食中，首先确保营养的均衡。其次，限制热量的摄入，选择低脂肪、低糖、低盐、高维生素及富含钙、铁的食物。

2. 食物种类多样化　注意粗细粮的搭配、植物性食物和动物性食物的搭配，蔬菜与水果的搭配。

3. 科学安排饮食　每日进餐应定时定量，早、中、晚三餐食量的比例最好约为：30%、40%、30%，切勿暴饮暴食或过饥过饱。

4. 注意饮食卫生　保持餐具的清洁；不吃变质的食品；应用健康的烹饪方法制作食品，少吃腌制、烟熏及油炸食品。

5. 进食宜缓、暖、软：进食时应细嚼慢咽，不宜过快；食物的温度适宜；食物以松、软为宜，有助于消化。

6. 戒烟、限酒、少饮茶。

（二）睡眠与休息保健

休息可以使身体各部分放松，以恢复精力和体力，休息的方式有多种：闭目静坐、睡眠、聊天等，其中，睡眠是最好的休息方式。老年人的睡眠时间相对较短，一般每日为 6～8 小时，且睡眠质量不佳，容易出现失眠、入睡困难、睡后易醒等问题。

（三）排泄保健

1. 排便的保健措施　老年人容易出现便秘和排便失禁。排便失禁是指排便不受意识控制，导致大便不自主排出。保健措施：①选择营养丰富、易消化、吸收、少渣、少油的食物；②掌握排便规律，按时排便；③及时治疗原发疾病；④必要时注意补水、保持皮肤清洁、干燥。

2. 排尿的保健措施　老年人容易出现夜尿和尿失禁现象。①夜尿的保健措施：入睡前尽量少饮或不饮水，包括含水分多的水果；睡前尽量排空膀胱；卧室设有夜间照明设施，便于如厕。②尿失禁的保健措施：适当参加各种锻炼活动；及时排尿，不憋尿；适量饮水；积极治疗泌尿系统炎症；尿失禁时，注意保持皮肤清洁、干爽。

（四）活动与运动保健

老年人活动的基本原则：①因人而异。运动时间每日 1～2 次，每次 30 分钟为宜；运动强度计算方法为：一般老年人运动后最宜心率（次/min）= 170 - 年龄；身体健壮的老年人可采用运动后最高心率（次/min）= 180 - 年龄；②循序渐进，持之以恒；③自我监护，确保安全。老年人可选择散步、游泳、跳舞、太极拳和气功等安全方式活动。

（五）日常安全的防护

1. 跌倒的防护　老年人应注意安全，居住环境光线明亮，地面防滑；变换体位时动作不宜过快，以免发生直立性低血压；洗浴时，时间不宜超过 20 分钟，温度不宜过高（水温 35 ~ 40℃），提倡坐式淋浴；外出时，避免上、下公共汽车拥挤，尽量避开拥挤时段出行，并严格遵守交通规则。

2. 老年人用药安全　老年人易患病，经常使用药物，由于机体生理功能降低，老年人对药物的吸收、分布、代谢、排泄都会受到影响，易发生药物的不良反应。因此老年人用药一定要慎重，并遵循以下原则：①尽量少用药，勿滥用药。必须用药时，应遵医嘱对症治疗，尽量减少用药品种，且从小剂量开始服用；②联合用药应特别注意药物的配伍禁忌。如中药与西药不能重复使用，兴奋药与抑制药、酸性药与碱性药不能同时服用等；③密切观察用药反应。如服降压药时，应注意适度降压，一般以收缩压下降 10 ~ 30mmHg、舒张压下降 10 ~ 20mmHg 为宜，防止因降压过低、过快而引起心、脑、肾的缺血；同时，监测 24 小时动态血压，以确定最佳的用药剂量和服药时间。

（六）保持心理健康

社区护士应该了解老年人心理变化，给予理解、支持和指导，帮助老年人科学的安排生活，积极参加社会活动，扩大社会交往，培养新兴趣，充实老年生活。同时，帮助老年人正确面对退休、丧偶、慢性病等生活事件，接受现实，积极应对，保持健康的心态。对能独立生活的老年人，应尊重其意愿，鼓励其做一些力所能及的家务，提高生活自理能力，增加其成就感。

（七）定期健康体检

老年人一般每年进行 1 ~ 2 次体检，常规性检验项目最好每季度检查一次，要注意保管好体检记录和化验单，以便进行比较。一般体检的内容包括体格检查和辅助检查。体格检查包括体温、脉搏、呼吸、血压、腰围、臀围、体重、皮肤、淋巴结、肺部、心脏、腹部等检查，以及视力、听力和活动能力的检查。辅助检查包括血常规、尿常规、空腹血糖、血脂、B 超、眼底检查、大便潜血、肝肾功能、心电图检查等，以及认知功能、情感状态的初筛检查。根据检查结果进行相应的干预可预防疾病的发生或减缓病情的进展。

四、老年人常见健康问题的预防

（一）跌倒

跌倒是我国伤害死亡发生的第四位，而在 65 岁以上老年人中则为首位。跌倒引起的不良后果是显而易见的，如死亡、残疾、恐惧心理、生活质量下降。老年人跌倒不是一种意外，而是存在潜在的危险因素，这些危险因素是可以控制和预防的。有效的控制和预防跌倒的措施如下：

1. 社区护士应帮助老年人增强防跌倒的意识，坚持规律的体育锻炼，增加平衡力、协调力训练，减缓器官功能的衰退。

2. 注意药物的不良反应，遵医嘱用药。

3. 生活环境畅通，周围不要堆放过多的杂物，衣着合适，便于穿脱，鞋子合脚，以保持躯体的稳定性。

4. 调整生活方式，如上下楼梯，尽量使用扶手，转身、转头时动作宜慢，避免去人多湿滑的地方，遇到车辆时应尽量避让。

5. 建议在家庭和社区环境中，建立无障碍的环境，便于老年人活动。

（二）老年人便秘

便秘是指正常排便困难，排便次数减少，排出的粪便过干、过硬，且排便不畅。但由于个体排便差异较大，应结合日常排便习惯综合判断。引起便秘的常见原因有：肠道病变、饮食结构不合理、排便习惯不良、精神因素、疾病与药物影响等。长期便秘，对老年人健康可产生诸多影响，如诱发痔疮、大肠癌、高血压、心脑血管意外等，故应积极预防老年人便秘，措施如下：

1. 饮食指导　①多摄入富含纤维的蔬菜、水果和具有润肠作用的食物；②如无疾病限制，应多饮水，每天不少于 2 000ml，或养成清晨空腹饮一杯白水或蜂蜜水的习惯；③适当食用油脂类的食物。

2. 活动指导　设定规律的活动计划。卧床者可在床上做一些肢体活动，有意识地进行腹式呼吸，可增加腹肌肌力，增强排便功能。

3. 重建排便习惯　①每天固定时间排便，如起床后或早餐后；②保证隐私的排便环境和充足的排便时间。

4. 腹部按摩　在清晨和晚间排尿后取屈膝仰卧位，放松腹肌，以双手示、中、无名指重叠沿结肠走向，由右向左按摩腹部，增加腹压，促进肠蠕动，以利排便。每日数次，每次 10 分钟左右。

5. 合理使用促进排便的方法　必要时使用开塞露，或遵医嘱使用一些缓泻药物。

①缓泻药：如番泻叶、酚酞、蓖麻油等；②简便通便剂：如开塞露、甘油栓、肥皂栓。对老年人来说，以肥皂栓为宜；③灌肠法：上述方法均无效时使用，宜使用小量不保留灌肠法。但须注意，不能依赖上述方法。

（三）失眠

失眠是睡眠障碍中最常见的一种，可表现为难以入睡、睡眠不稳（觉醒频繁、多梦）、早醒等症状。老年人睡眠障碍的原因主要有：躯体性疾病、焦虑、孤独、抑郁等。长期睡眠问题会引起老年人身心的损害。为保证老年人睡眠质量，针对老年人睡眠特点，可采取下列预防措施：

1. 尽量明确失眠的原因　针对原因采取措施。

2. 做好就寝前的准备　①提供安静、舒适、安全、整洁的就寝环境。睡前根据习惯调节房间的光线、温度、音响，避免外界环境中的不良刺激；注意卧具的清洁平整，棉被厚薄适宜，枕头高度合适；②睡前活动：根据习惯做好就寝前的准备，如睡前温水泡脚、淋浴、背部按摩、阅读书报、听广播、做保健操、喝牛奶及热饮料等；③采取适当的睡眠姿势：以自然、舒适、放松为原则；最佳睡眠姿势为右侧卧位，可避免心脏受压，又利于血液循环；④睡前不宜喝浓茶、咖啡，不宜吃得过饱，不宜从事过于紧张的脑力劳动、或进行剧烈的体育活动。

3. 日间活动的安排　白天可安排适当的体力活动，以感到轻度疲劳为度。

4. 心理疏导　指导老年人正确认识睡眠特点，学习一些放松技巧，安排适宜的活动，弱化失眠的影响。

5. 合理使用镇静催眠药　当所有促进睡眠的方法都无效时，可用镇静催眠药。但需在医生指导下服用，用药的同时可结合其他促进睡眠的措施，最终建立规律的睡眠形态。

（四）空巢综合征

空巢综合征是指无子女或子女成人后由于某些原因离开家庭，老年人独守"空巢"而产生的心理失调症状。表现为精神空虚，无所事事，心情郁闷、悲观，社会交往少，有些老年人还会出现躯体症状如失眠、头痛、乏力、心慌等。针对此种问题，社区护士可采取下列预防措施：

1. 为了避免出现心理障碍，社区护士应提前对老年人进行健康教育，使其做好子女离家的思想准备。

2. 培养兴趣爱好，增加个人的社会交往，建立新的生活规律和情感支持，以缓解孤独感。

3. 鼓励子女多关心老人，经常和老人进行情感与思想的交流，给老人营造一个温暖的氛围。

4. 对已出现"空巢综合征"的老人，应对症治疗，积极寻求心理医生帮助，必要时使用药物治疗。

第五节　社区服务护理的内容

一、新生儿与产妇的家庭访视

（一）家庭访视概述

家庭访视（home visit）是指在服务对象家庭里，为了维护和促进个人、家庭和社区的健康而提供的护理服务。家庭访视是社区护理工作的重要工作方法。

1. 家庭访视的目的

（1）收集服务对象的相关资料。

（2）明确服务对象的生活方式和存在的健康问题。

（3）为居家患者提供综合性护理服务。

（4）为重点保健对象提供相应的保健服务。

（5）提高患者自我护理能力，指导患者家属或照顾者正确护理。

2. 家庭访视的步骤

（1）访视前阶段：为了确保家庭访视的效果和效率，社区护士在访视前应做好充分的准备，包括人员的准备、物品的准备等。

1）定访视对象：在面对诸多访视对象时，社区护士应合理安排访视顺序，优先考虑访视那些可能会影响群体健康、病情严重可能会导致死亡或后遗症的对象，如急性传染病患者、冠心病患者等。

2）设计访视路线：在设计访视路线时，社区护士应将新生儿、产妇等重点保健对象放在前面，将传染病患者放在后面，以免引起交叉感染。

3）联系访视对象：确定访视路线后，社区护士应提前与访视对象或家属取得联系，告知访视时间、目的及内容，并指导他们做好相应的准备。

4）准备访视物品：社区护士应根据访视对象的特点、需求，准备好访视物品。

5）告知访视安排：在访视前，社区护士应将访视安排、路线告知社区卫生服务中心（站）的同事。

（2）访视阶段：在访视阶段，社区护士应针对访视对象的特点和需求，重点做好以下几项工作。

通过与访视对象、家属、照顾者交流沟通，建立相互信任感。

全面评估访视对象的身心健康状况、家庭环境等情况。

针对访视对象的需求，提供相应的护理服务，并进行记录。

解答访视对象、家属、照顾者的有关问题，并给予指导。

在结束访视前，根据需要与访视对象、家属、照顾者预约下次访视时间。

（3）访视后阶段：访视结束后，社区护士回到社区卫生服务中心（站）应将访视物品进行整理，妥善处理医疗废弃物；并对访视活动进行评价、总结。

3. 家庭访视的注意事项 家庭访视是社区护士提供社区护理服务的重要方式和手段，为了确保家庭访视的效果，社区护士应特别注意以下几点。

（1）尊重访视对象、家属和照顾者，并充分调动他们的积极性，共同参与护理活动。

（2）严格遵守家庭访视管理规定和护理技术操作程序，确保访视对象的安全。

（3）访视护士应穿着得体，尽量着工作服；携带有效身份证明。

（4）访视途中或访视过程中如遇突发事件，应沉重镇静，当局面难以控制时，应在提供紧急护理后立即离开现场寻求帮助，必要时应报警。

（5）若需紧急或临时增加访视对象时，社区护士应首先报告社区卫生服务中心（站），征得同意后方可提供访视服务。

（二）新生儿与产妇家庭访视的频率和内容

新生儿和产妇是社区护士家庭访视的重点对象。对于产妇而言，产后28天是产妇身体和心理恢复的关键时期；对于新生儿而言，出生后28天也是其生长的重要时期。因此，产后与新生儿家庭访视是妇女产褥期保健和新生儿保健的重要措施。社区护士通过家庭访视，为产妇和新生儿提供良好的保健服务和指导，从而促进产妇身心健康的恢复和新生儿的健康生长。

1. 新生儿家庭访视频率及内容 根据新生儿及产妇的健康情况，社区护士一般对新生儿进行3～4次的家庭访视，分别为初访、周访、半月访和满月访。社区护士在每次访视前应根据访视内容做好充分准备；在访视过程中，通过详细询问、仔细观察和检查，了解新生儿的健康状况，耐心解答家长的问题并给予有针对性的指导，认真填写新生儿访视卡；访视结束前，社区护士应与家长预约好下次访视的时间。每次新生儿家庭访视的时间和主要内容如下。

（1）初访：初访一般在新生儿出生后3天，或在新生儿出院后24小时（一般不超过72小时）进行。作为第1次访视，社区护士应在全面了解新生儿情况的基础上，对家长进行指导。其重点内容包括：①一般情况、面色、呼吸、体重、身高、体温、吸吮能力等。②出生前、出生时及出生后情况。孕母情况、分娩方式、出生时体重和身高、是否接种卡介苗和乙肝疫苗、喂养情况等。③居室环境。温度、湿度、通风状况、卫生状况等。④特别情况。检查有无黄疸、脐部感染、出血等。

（2）周访：一般在新生儿出生后 5～7 天进行。社区护士在进行新生儿周访时，除了解新生儿的一般情况、喂养情况外，应重点检查新生儿脐带是否脱落；对已脱落的新生儿，应检查其脐窝是否正常。

（3）半月访：一般在新生儿出生后 10～14 天进行。社区护士在此次访视中，不仅要了解新生儿的一般情况、喂养情况，还应重点完成以下任务：①检查生理性黄疸是否消退；②判断生理性体重下降的恢复情况；③根据新生儿具体情况，指导家长补充维生素 K 的方法。

（4）满月访：一般在新生儿出生后 27～28 天进行。作为最后一次新生儿家庭访视，社区护士应对新生儿进行全面体格检查，对家长给予相应的指导，并指导家长继续进行婴幼儿生长发育的监测和定期健康检查。访视结束后，社区护士应做出新生儿访视小结。

2. 产妇家庭访视频率及内容根据产妇的分娩方式、健康状况等情况，社区护士一般在产妇分娩后的 28 天内对其进行 2～3 次家庭访视，分别在产妇出院后 3 天内或产后 5～7 天、产后 2 周和产后 28 天。社区护士应结合新生儿访视的频率和内容一并进行。对于产妇，社区护士应重点掌握其生命体征、腹部或会阴伤口的愈合情况、饮食、睡眠、大小便情况、心理和精神状态、泌乳情况、乳房有无肿块、恶露性状、子宫收缩情况等。

二、老年痴呆患者的家庭护理

（一）老年性痴呆概述

痴呆又称阿尔茨海默病（Alzheimer disease，AD），是一组病因未明的慢性大脑退行性变性疾病。

老年性痴呆多数人发病在 65 岁以上，可导致老年人记忆力、认知能力逐渐减退，最终丧失生活自理能力，从而严重影响老年人的生活质量，已成为威胁老年人健康的主要疾病之一。

1. 病因与危险因素　目前导致老年性痴呆的病因尚不十分清楚，其致病危险因素主要包括以下 5 个方面。

（1）衰老因素：在诸多与老年性痴呆有关的因素中，衰老可谓首要危险因素。国内外的研究成果显示：随着年龄的增长，老年性痴呆的发病率、患病率逐渐增高。65 岁以上人群中重度老年性痴呆患病率达 5% 以上，而 80 岁以上人群老年性痴呆患病率高达 25%～30%。

（2）遗传因素：老年性痴呆发病具有家族聚集性，呈常染色体显性遗传及多基因遗传。研究表明，基因突变对老年性痴呆的发生起着决定性作用，目前发现至少有 4 个基因与老年性痴呆有关，即 APP 基因、载脂蛋白 E（ApoE）基因、早老素 1 基因（PS1）和早老素 2 基因（PS2）。

（3）疾病因素：高血压、动脉硬化、脑卒中、糖尿病等疾病与老年性痴呆的发生有关。

（4）饮食因素：铝含量过高、胆固醇过高、嗜酒等也与老年性痴呆的发生有关。

（5）其他因素：影响老年性痴呆发生的因素还包括，受教育程度较低、性格内向、不良生活方式等因素。

2. 临床表现　老年性痴呆一般起病缓慢、隐匿，以进行性记忆障碍、智能障碍、定向力障碍、情感障碍等为主要临床表现。

（1）记忆障碍：老年性痴呆患者早期以记忆障碍为突出症状，并以短期记忆和记忆保持障碍为主。患者表现为健忘和顺行性健忘，即忘记刚刚发生的事情、遗失物品，如忘记刚刚与人谈话的内容、刚刚做过的事情、东西放置的位置等。随着病情的发展，老年性痴呆患者后期也会逐渐出现远期记忆障碍。

（2）智能障碍：老年性痴呆患者的计算、理解和判断能力将逐渐全面下降，早期表现为计算错误、学习能力障碍，后期表现为不能识别数字和符合，导致丧失工作、做家务的能力。

（3）定向力障碍：老年性痴呆患者会出现时间、地点、人物的定向能力障碍。主要表现为记不清重大事件发生的时间、地点，甚至忘记自己的出生年月、主要经历，不认识亲人，在熟悉的环境中迷路，找不到家门、走错房间等。

（4）情感障碍：老年性痴呆患者可表现为淡漠、呆滞少语，也可表现为欣快、焦虑、抑郁，部分患者易激惹，甚至发生暴怒、冲动行为。

（5）人格改变：人格改变为患者最常见的表现。患者在个性、人格上会发生很大变化，主要表现为性情固执、偏激，自我为中心，自私、多疑、孤僻，对人冷淡，易发脾气，甚至打骂家人。部分患者会缺乏羞耻感，表现为随处大小便等。

（6）睡眠障碍：老年性痴呆患者常表现为昼夜颠倒、睡眠倒错，即白天瞌睡、打盹，夜间不眠、到处乱走、喊叫，干扰他人。

（7）感知觉、思维障碍：老年性痴呆患者在痴呆、记忆障碍的基础上，可出现错构、虚构现象，甚至被偷窃妄想、被害妄想、关系妄想、嫉妒妄想等。

3. 治疗要点虽然老年性痴呆是一种不可逆性的疾病，目前尚无根治办法，但早发现、早诊断、早治疗不仅可以延缓疾病的发展，还可以使患者在认知功能上得以改善。因此，早期治疗是关键。治疗的主要方法包括一般性支持治疗、改善认知功能和对症治疗。

（二）老年性痴呆患者的家庭护理措施

老年性痴呆患者的照顾将给家庭及社会造成极大的精神和经济负担。社区护士应指导和帮助患者家属、照顾者正确护理和管理患者，以达到保障患者安全、改善生活质量、减轻家庭负担的目的。

1. 日常生活护理　对于老年性痴呆的患者，社区护士应在准确评估其日常生活自理能力的基础上，指导其家属、照顾者鼓励患者独立完成日常生活的自我照顾，必要时给予协助或帮助。

（1）穿衣：老年性痴呆患者以选择简单、纽扣较少的衣服为宜。照顾者可将衣服按穿着顺序依次排好；耐心向患者讲解穿衣步骤，必要时给予示范；然后鼓励患者自行穿衣。

（2）进食：老年性痴呆患者以低脂、低盐、易消化饮食为宜，应定时进餐饮水，鼓励与他人共同进餐，注意食物的温度，防止呛咳、窒息；同时多吃蔬菜和水果，防止便秘。

（3）睡眠：老年性痴呆患者应养成良好、规律的作息习惯，早上按时起床，晚上按时睡觉；患者若夜间醒来，照顾者应陪伴患者一段时间，尽量安慰、劝服其再次入睡。为了避免患者昼夜颠倒，尽量减少其白天睡眠时间，并鼓励其多进行一些体力活动。

（4）排泄：照顾者应定时提醒患者排尿、排便，特别是在外出前、临睡前及夜间。如果患者将大小便排在裤内，应及时帮助其清洁、更换，一定不要责备、讽刺患者，以免伤其自尊。

（5）梳洗和沐浴：帮助患者养成规律梳洗、沐浴的习惯。向患者讲解、示范梳洗的步骤和方法，鼓励患者自己梳洗；定期协助、陪伴患者沐浴，注意防止患者烫伤、滑倒或发生其他意外。

2. 确保患者安全　随着疾病的逐渐发展，老年性痴呆患者的安全愈来愈成为护理的核心。社区护士应帮助患者照顾者掌握防止患者跌倒、走失、发生意外的主要措施。

（1）防止跌倒：为了防止患者跌倒，照顾者应特别注重患者的衣着和居室设施、环境等。患者衣服应合体，特别是裤子不宜过长；居室、卫生间地面应保持干燥，并经过防滑处理；室内照明应充足，特别是患者床头应备有照明设备，以便患者夜间活动。

（2）防止走失：为了防止患者走失，照顾者一方面应注意不要让患者单独外出，安装特别门锁，使患者不易独自出门；另一方面，照顾者应在陪伴患者外出时，为患者佩戴写有自己姓名、住址、亲属联系电话的名牌，以便患者万一走失后有助于寻找。

（3）防止意外：患者家属、照顾者应将家中可导致自伤的器具、药物等妥善放置，以免患者发生意外。

3. 认知功能训练　认知功能训练对于老年性痴呆患者尤为重要，社区护士可针对患者和家庭的特点给予指导。

（1）保持环境的熟识度：尽量减少居住环境的变化，如少搬家、少变换家具的位置或更新家具等，保证患者居住环境的稳定、规律，使患者熟悉环境，避免因环境变化而引起不安。

（2）强化患者的时间感：将挂历、时钟挂在居室显著的地方，以增强患者的时间感。

（3）增强患者识别能力：将居室不同房间加上鲜明标识，以强化患者识别方向、事物的能力。

4. 异常行为　应对老年性痴呆患者可能会出现一些异常行为，社区护士应提前让患者家属、照顾者做好思想准备，并指导他们掌握应对的方法。

（1）暴力行为：当患者表现出暴力行为时，照顾者应保持镇静，努力寻找导致患者暴力的原因，尝试转移患者注意力，以缓解或停止其暴力行为。若患者暴力行为频繁出现，则应及时就医，给予药物控制。

（2）其他异常行为：老年性痴呆患者还可能表现出一些其他异常行为，如收集垃圾等秽物、独自徘徊或自言自语等，照顾者切忌用指责、训斥等简单方法制止，可考虑提供一个安全地方，适当"放纵"一下，然后再逐渐转移其注意力。

5. 关注家属、照顾者健康　长期照顾、护理老年性痴呆患者，会使家属、照顾者不同程度感到身心疲惫，社区护士在帮助和指导患者家属、照顾者护理患者的同时，还应特别关注患者家属、照顾者的身心健康状况，指导他们自我照顾、自我减压。

（1）分工合作：老年性痴呆患者的家庭成员应团结合作，共同承担照顾患者的责任，共同分担照顾患者的烦恼。

（2）及时求助：患者家属或照顾者当感到心力交瘁、身心疲惫时，应及时向家庭其他成员或专业人员寻求帮助。

（3）学会放松：照顾者在专心照顾患者的同时，应学会利用闲暇时间自我放松，如听听音乐、练练瑜伽、游泳等，以缓解压力，补充体力。

第五章 社区常见慢性病患者的护理与管理

慢性非传染性疾病（以下简称慢性病），是一类与不良行为和生活方式密切相关的疾病，如心血管疾病、肿瘤、糖尿病、慢性阻塞性肺疾病等。定期进行健康检查能及早发现慢性病，并通过及时治疗，促进康复，减少并发症和伤残的发生，以达到提高生活质量。慢性病一般需要长时间的用药及其他治疗、护理，且不能完全治愈，需要特殊的康复治疗、训练及护理。为此，对慢性病的预防与控制已成为社区护理中的一个重要课题。

第一节 概　　述

一、慢性病的概念和特点

（一）概念

慢性病（即慢性非传染性疾病），是对一类起病隐匿、病程长且病情迁延不愈、缺乏明确的传染性生物病因证据、病因复杂或病因尚未完全确认的疾病的概括性总称。常见的慢性病有心脑血管疾病、恶性肿瘤、慢性呼吸系统疾病及糖尿病等。

（二）特点

慢性病的特点有隐蔽性强、致病因素复杂、可预防性、病程长、并发症多、致残率高。

1. 隐蔽性强　慢性病的发生和发展，经过一个由量变到质变的漫长过程。

2. 致病因素复杂　慢性病的病因复杂，既有遗传因素，又有环境因素。诸如种族、家族史、年龄、性别、缺乏体力活动的生活方式、吸烟、酗酒等不良习惯，尤其是不合理的膳食结构，均会导致慢性病的发生。与一种疾病有关的危险因素，可能对其他疾病也产生影响，比如吸烟，它既是高血压的一个致病原因，同时也是癌症、心脏病、脑血管病等的共同危险因素。疾病的本身，如肥胖也可以是一个独立的危险因素，它对于慢性阻塞性肺疾病、高血压、心脑血管病、糖尿病等多种疾病均有影响。

3. 可预防性　既然许多因素能影响慢性病的发生与发展，就说明它们具备预防的可能性，因为环境因素是可以改变的。

4. 病程长　慢性病病程少则几年，多则几十年，且需要长时间的用药和其他治疗、护理。需要患者改变生活方式或人生目标以适应疾病的变化。

5. 并发症多　病程长其症状复杂，变化多端，容易产生多种并发症。

6. 致残率高　有不可逆转的病理变化，一般会造成残疾或功能障碍。

二、慢性病社区防控的基本策略

慢性病的发生、发展有漫长的过程，其防治应以社区为基础，三级预防相结合，运用健康促进策略，开展综合防治。

（一）贯彻预防为主的方针，综合防治

慢性病防治并不只需要在城市和经济发达地区开展，在广大农村，慢性病患病率正以惊人的速度增长，已成为农民致贫、返贫的一个重要原因；慢性病不仅仅是老年病，其发病有年轻化趋势，分布向劳动力人口转移，威胁着劳动力人口健康；慢性病不是衰老过程中必定要出现的，是可防可治的，且防治效果显著。因此，积极开展以社区为基础的慢性病的综合防治，探索慢性病的防治与社区卫生服务相结合的机制，明确在社区卫生服务中防治慢性病的工作内容、工作形式和考核标准。针对共同危险因素如体力活动不足、膳食不平衡、吸烟、饮酒等开展干预，并促进预防和治疗相结合。

（二）建立健全有利于开展三级预防的公共卫生机制

在疾病自然史的每一个阶段，都可以采取措施防止疾病的发生或恶化。因而预防工作也可以根据疾病的自然史相应地分为三级，在强调一级预防的同时，重视二、三级预防。慢性病的一级预防是针对全社区人群开展危险因素的预防，通过减少疾病的危险因素，预防疾病的发生，降低慢性病的发病率；二级预防是针对高危人群，减轻或逆转危险因素，促进疾病的早期发现、早期诊断和早期治疗；三级预防是针对慢性病患者开展规范化的治疗和疾病管理，以控制病情、缓解症状，预防或延缓并发症的发生，防止伤残，提高患者的生活质量。

（三）大力开展健康促进活动

慢性病防治要以健康促进为手段，以防治为中心，围绕健康促进的行动领域开展工作。针对高血压和脑卒中、冠状动脉粥样硬化性心脏病等慢性非传染性疾病的综合防治工作作为社区防治工作的重点，以社区健康促进为基本策略。要充分发动社区力量，积极有效地参与卫生保健计划的制订和执行，挖掘社区资源，应对慢性病的发生与发展。要组织开展健康教育示范点、示范区评比活动，围绕主题开展健康教育月活动，以倡导健康文明的生活方式和健康投资消费理念。

（四）全人群干预与高危人群干预相结合

社区慢性病干预策略为全人群策略与高危人群策略结合，全人群策略优于高危人群策略。因此，干预以社区为主，通过对社区全人群进行健康教育与健康促进活动，对慢性病患者采取个性化管理，改变人们不健康的生活方式，降低慢性病危险因素，提高人群整体健康水平。

全人群策略又称社区健康的规划策略，它面向全体社区居民，以建立健康的生活方式及减少或避免危险因素的作用为干预目标，以采取社区综合健康促进，建立有效的疾病危险因素的监测体系为主要的干预手段。强调以下几方面：①政策发展与环境支持。提倡健康生活方式，在促进疾病的早期检出和治疗方面发展政策和创造支持性环境。②健康教育。争取当地政府的支持和配合，对社区全人群开展多种形式的慢性病防治宣传和教育。③社区参与。以现存的卫生保健网为基础，多部门协作，动员全社区参与慢性病的防治工作。④场所干预。慢性病干预策略必须落实到场所中才能实现，根据不同场所（如全市、医院、居民社区、工作场所、学校）的特点制定和实施慢性病的干预计划。

高危人群策略的对象是具备高行为危险因素人群，干预目标是减少或避免危险因素对健康的影响，对疾病做到早期发现、早期诊断和早期治疗；主要的干预手段是查清主要的健康问题和与之相关的危险因素、危险人群，从而有针对性地提出干预措施。

三、社区护士在社区慢性病防控中的作用

社区护士在慢性病的防控工作中起着非常重要的作用，主要工作如下：

（一）开展健康教育

对社区人群进行健康教育，必须要有目的、有计划、有系统地宣传健康知识，提高公民素质，转变生活方式，改善人类健康水平和生活质量，使公众认识到慢性病的危害性。

（二）利用社区资源

社区护士要熟悉各种社区资源以提供咨询和转诊服务，参加计划筛检等活动以帮助社区居民早期发现疾病，早期治疗各种慢性病，协助慢性病的患者及家庭进行生活调整以适应因疾病引起的情绪反应及对生活方式的影响。

（三）提供居家护理

社区护士提供直接的居家护理，辅导患者家属为患者提供所需的护理。在对慢性病的长期护理过程中，社区护士应注意防止并发症的发生。慢性病具有长期性特征，需要患者长期遵从治疗护理计划。因此，社区护士应根据患者的个人能力、生活方式及所处环境，制订适合、可行的患者治疗护理计划，使患者能执行治疗及护理方案。

（四）建立自护团体

社区护士应主动帮助患者建立自护性病友团体或支持性团体。自护性病友团体在帮助慢性病患者适应疾病的过程中起着重要的作用。当了解到有同类患者面临类似问题的时候，可以使患者感受到自己并不孤独，看到同类患者中有人能更好地适应慢性病的变化，并取得了一定的成效，会增加患者生活及康复的信心和希望。支持性团体除了提供社会支持外，还可以是医疗服务的延伸，可以通过互助交流经验及资源共享，同时为患者提供心理情绪支持或其他支持达到互助的目的。

第二节　高血压患者的社区护理与管理

一、疾病概述

正常人的血压随年龄而不同，且在不同的生理情况下有一定的波动幅度。我国采用 2004 年高血压的诊断指南规定的标准，在安静状态下，收缩压 ≥ 140mmHg 和 / 或舒张压 ≥ 90mmHg，即诊断为高血压。高血压的诊断须以未服用药物状态下 2 次或 2 次以上非同日多次重复血压测定所得的平均值为依据，偶然测得一次血压增高不能诊断为高血压，必须重复测量。

高血压有原发性高血压和继发性高血压之分。按血压水平将高血压分为 1、2、3级。收缩压 ≥ 140mmHg 和舒张压 < 90mmHg 单列为单纯性收缩期高血压。高血压发病的原因很多，可分为遗传和环境两个方面。

原发性高血压亦称高血压，是指原因未明的以体循环动脉血压升高为主要临床表现的综合征。临床特点为早期无症状或症状轻微，如头痛、头晕、眼花、耳鸣、失眠、乏力等症状，偶于体检时发现血压升高。后期会影响心、脑、肾的结构和功能，最终导致这些脏器的功能衰竭。高血压是心血管疾病死亡的主要原因之一。少数患者血压升高是某些疾病的一种表现，称继发性或症状性高血压，约占高血压患者的 5%，常继发于肾小球肾炎、慢性肾盂肾炎、肾动脉狭窄、嗜铬细胞瘤等疾病。

（一）高血压流行的一般规律

通常，高血压患病率随年龄增长而升高；女性在围绝经期前患病率略低于男性，但在围绝经期后迅速升高，甚至高于男性；高纬度寒冷地区患病率高于低纬度温暖地区；盐和饱和脂肪摄入越高者，平均血压水平和患病率也越高。

我国人群高血压流行有两个比较显著的特点：从南方到北方，高血压患病率呈递增趋势，可能与北方年平均气温较低以及北方人群盐摄入量较高有关；不同民族之间高血压患病率也有一些差异，生活在北方或高原地区的藏族、蒙古族和朝鲜族等患病率较高，而生活在南方或非高原地区的壮族、苗族和彝族等患病率则较低，这种差异可能与地理环境、生活方式等有关，尚未发现各民族之间有明显的遗传背景差异。

（二）高血压发病重要危险因素

1. 高钠、低钾膳食人群中，钠盐（氯化钠）摄入量与血压水平和高血压患病率呈正相关，而钾盐摄入量与血压水平呈负相关。膳食钠/钾比值与血压的相关性甚至更强。我国大部分地区，人均每天盐摄入量 12～15g 或以上。高钠、低钾膳食是我国大多数高血压患者发病主要的危险因素之一。

2. 超重和肥胖体重指数（BMI）与血压水平呈正相关，BMI 每增加 $3kg/m^2$，4 年内发生高血压的风险，男性增加 50%，女性增加 57%。身体脂肪的分布也与高血压发生有关，腹部脂肪聚集越多，血压水平就越高。腰围男性 ≥ 90cm 或女性 ≥ 85cm，发生高血压的风险是腰围正常者的 4 倍以上。随着我国社会经济发展和生活水平提高，社区人群中超重和肥胖的比例与人数均明显增加。超重和肥胖将成为我国高血压患病率增长的又一重要危险因素。

3. 过量饮酒人群高血压患病率随饮酒量增加而升高。过量饮酒则使血压明显升高。如果每天平均饮酒 > 3 个标准杯（1 个标准杯相当于 12ml 酒精，约合 360ml 啤酒，或 100ml 葡萄酒，或 30ml 白酒），收缩压与舒张压分别平均升高 3.5mmHg 与 2.1mmHg，且血压上升幅度随着饮酒量增加而增大。

4. 精神紧张长期精神过度紧张也是高血压发病的危险因素，长期从事高度精神紧张工作的人群高血压患病率增加。

5. 其他危险因素高血压发病的其他危险因素包括年龄、高血压家族史、缺乏体力活动等。除了高血压外，心血管病危险因素还包括吸烟、血脂异常、糖尿病、肥胖等。

（三）临床特点

1. 高血压大多进展缓慢，早期常无明显症状，在过度劳累、紧张激动后血压升高，休息后可恢复正常。部分患者有头痛、头晕、眼花、耳鸣、失眠、心悸、乏力等症状，不一定与血压水平有关。随病程进展，血压持久升高，逐渐导致心、脑、肾等靶器官损害，出现相应靶器官损害的临床表现。

2. 老年高血压指年龄超过 60 岁，达到高血压诊断标准者。具有以下特点。

（1）50% 的患者为单纯收缩期高血压，是心血管病致死的重要危险因素。

（2）部分由中年原发性高血压延续而来，属于收缩压和舒张压均增高的混合型。

（3）常出现脑血管意外、心力衰竭、心肌梗死、肾衰竭等并发症。

（4）血压调节功能差，血压波动大，易引起直立性低血压，尤其在服用降压药期间。

（四）诊断和分级

依据测量的血压值（以未服用降压药情况下 2 次或 2 次以上非同日多次血压测定所得的平均值为依据）。高血压：收缩压 ≥ 140mmHg 和（或）舒张压 ≥ 90mmHg，又根据血压升高水平，将高血压分为 3 级。

当收缩压和舒张压分属于不同级别时，以较高的分级为准。

（五）高血压患者的治疗

目前，高血压的治疗常用方法是非药物治疗和药物治疗。

1. 非药物治疗积极有效的非药物治疗可通过多种途径干扰高血压的发病机制，起到一定的降压作用，并有助于减少靶器官损害的发生率。非药物治疗包括改善生活方式，消除不利于心理和身体健康的行为和习惯，达到减少高血压以及其他心血管病的发病危险，具体内容包括：

（1）减少钠盐摄入。钠盐可显著升高血压及高血压的发病风险，而钾盐则可对抗钠盐升高血压的作用。世界卫生组织推荐每日摄入人钠盐量应少于 6g。因此，所有高血压患者均应采取各种措施，尽可能减少钠盐的摄入量，并增加食物中钾盐的摄入量。具体措施包括：①尽可能减少烹调用盐，建议使用可定量的盐勺；②减少味精、酱油等含钠盐的调味品用量；③少食或不食含钠盐量较高的各类加工食品，如咸菜、火腿、各类炒货等；④增加蔬菜和水果的摄入量；⑤肾功能良好者，使用含钾的烹调用盐。

（2）控制体重。最有效的减重措施是控制能量摄入和增加体力活动。在饮食方面要遵循平衡膳食的原则，控制高热量食物（高脂肪食物、含糖饮料及酒类等）的摄入，适当控制主食（糖类）用量。在运动方面，规律的、中等强度的有氧运动是控制体重的有效方法。减重的速度因人而异，通常以每周减重 0.5 ~ 1.0kg 为宜。对于非药物措施减重效果不理想的重度肥胖患者，应在医生指导下，使用减肥药物控制体重。

（3）不吸烟。吸烟是一种不健康行为，是心血管病和癌症的主要危险因素之一。

被动吸烟也会显著增加心血管疾病危险。应强烈建议并督促高血压患者戒烟，并鼓励患者寻求药物辅助戒烟（使用尼古丁替代品、安非他酮缓释片和伐尼克兰等），同时也应对戒烟成功者进行随访和监督，避免复吸。

（4）限制饮酒。对有饮酒习惯者，每日酒精摄入量男性不应超过 25g；女性不应超过 l5g。不提倡高血压人饮酒，如饮酒，则应少量：白酒、葡萄酒（或米酒）与啤酒的量分别少于 50ml、100ml、300ml。

（5）体育运动。定期的体育锻炼可产生重要的治疗作用，可降低血压、改善糖代谢等。建议每天应进行适当的 30min 左右的体力活动；而每周则应有 1 次以上的有氧体育锻炼，如步行、慢跑、骑车、游泳、做健美操、跳舞和非比赛性划船等。典型的体力活动计划包括 3 个阶段：① 5 ～ 10min 的轻度热身活动。② 20 ～ 30min 的耐力活动或有氧运动。③放松阶段，约 5min，逐渐减少用力，使心脑血管系统的反应和身体产热功能逐渐稳定下来。运动的形式和运动量均应根据个人的兴趣、身体状况而定。常用运动强度指标可用运动时最大心率达到 180（或 170）减去平时心率为宜。

（6）保持心理平衡。长期、过量的心理反应，尤其是负性的心理反应会显著增加心血管风险。精神压力增加的主要原因包括过度的工作和生活压力以及病态心理，包括抑郁症、焦虑症、A 型性格（一种以敌意、好胜和妒忌心理及时间紧迫感为特征的性格）、社会孤立和缺乏社会支持等。应采取各种措施，帮助患者预防和缓解精神压力以及纠正和治疗病态心理，必要时建议患者寻求专业心理辅导或治疗。

2. 药物治疗凡高血压 2 级或以上患者、合并糖尿病、已有心、脑、肾等靶器官损害或并发症者、血压持续升高 6 个月者、非药物治疗手段不能有效控制血压者，必须使用降压药。

（1）药物治疗原则：①自最小有效剂量开始，以减少不良反应的发生。如降压有效但血压控制仍不理想，可视情况逐渐加量以获得最佳的疗效。②强烈推荐使用每日 1 次、24h 有效的长效制剂，以保证 24h 内稳定降压，这样有助于防止靶器官损害，并能防止从夜间较低血压到清晨血压突然升高而导致猝死、脑卒中和心脏病发作。这类制剂还可大大增加治疗的依从性，便于患者坚持规律性用药。③单一药物疗效不佳时不宜过多增加单种药物的剂量，而应及早采用两种或两种以上药物联合治疗，这样有助于提高降压效果而不增加不良反应。④判断某一种或几种降压药物是否有效以及是否需要更改治疗方案时，应充分考虑该药物达到最大疗效所需的时间。在药物发挥最大效果前过于频繁的改变治疗方案是不合理的。⑤高血压是一种终身性疾病，一旦确诊后应坚持终身治疗。应用降压药物治疗时更应如此。

（2）降压药物的选择：目前临床常用的六大类降压药物主要有六大类：利尿药、α 受体拮抗药、钙通道阻滞药、血管紧张素转换酶抑制药（ACEI）、β 受体拮抗药，以及血管紧张素 Ⅱ 受体拮抗药。降压药物的疗效和不良反应情况个体间差异很大，无论选用何种药物，其治疗目的均是将血压控制在理想范围，预防或减轻靶器官损害。

二、高血压高危人群的管理

（一）高血压高危人群的概念

高血压易患因素主要包括正常高值血压 120 ～ 139mmHg 和 / 或 80 ～ 89mmHg、超重和肥胖、酗酒、高盐饮食。高血压高危人群是指具有高血压易患因素的人群。

（二）高危人群的管理

1. 健康体检　健康体检要包括一般询问、身高、体重、血压测量、尿常规，测定血糖、血脂、肾功能、心电图等指标。35 岁及以上常住居民，每年在其第 1 次到乡镇卫生院、村卫生室、社区卫生服务中心（站）就诊时应为其测量血压；高危人群每半年至少测量 1 次血压。

2. 控制危险因素的水平　一方面，实施社区全人群高血压预防策略，高危群体无疑从中受益；另一方面，对高危个体进行随访管理和生活方式指导。利用社区门诊、上门随访等方式，给予高危人群个体化生活方式的指导，开具"高血压健康教育处方"，进行危险因素干预，指导并监督实施非药物治疗措施。

三、高血压患者的社区护理与管理

（一）高血压患者的社区护理

在原发性高血压患者的康复中，除必要的血压控制外，更需要系统的健康教育，使患者能够从心理、营养、运动及生活方式等方面重新获得正常或接近正常的生活状态。

1. 患者的评估

（1）首次评估：内容要全面，包括询问有无肾疾病、心脏病、糖尿病等病史、用药史以及病前的职业、工作、人际关系、饮食习惯、烟酒嗜好、家庭经济状况等。重点了解患者的高血压、糖尿病、高脂血症、冠心病、脑血管意外、肾病及心律失常、心力衰竭的病史，可能存在的继发性高血压的危险因素、靶器官损伤的症状。是否少运动或体重超重；精神心理与社会状态；是否了解所患疾病与危险因素之间的关系，是否患有与高血压有关的合并症，家庭结构、家庭功能（适应度、合作度、情感度等）、医疗资源利用与患者自我护理能力等。

（2）随访评估：对原发性高血压患者，每年要提供至少4次面对面的随访。①测量血压并评估是否存在危急情况，如出现收缩压≥180mmHg和（或）舒张压≥110mmHg；意识改变、剧烈头痛或头晕、恶心呕吐、视物模糊、眼痛、心悸、胸闷、喘憋不能平卧及处于妊娠期或哺乳期同时血压高于正常等危急情况之一，或存在不能处理的其他疾病时，须在处理后紧急转诊。对于紧急转诊者，乡镇卫生院、村卫生室、社区卫生服务中心（站）应在2周内主动随访转诊情况。②若不需紧急转诊，询问上次随访到此次随访期间的症状。③测量体重、心率，计算体重指数（BMI）。④询问患者疾病情况和生活方式，包括心脑血管疾病、糖尿病、吸烟、饮酒、运动、摄盐情况等。⑤了解患者服药情况。

2. 护理措施

（1）血压监测：对高血压患者，若血压较稳定者可每周1次，若血压波动，则应每周2～3次，必要时每天1～2次。当出现头晕、头痛、眼花等症状时应增加测量次数。血压监测十分重要，这对高血压的防治起到了至关重要的作用。应教会患者及家属掌握血压测量方法及影响血压变化的因素如情绪、环境、气候及药物的影响，以便能够及时监测血压变化。

（2）用药指导：多数高血压患者均需服用降压药，部分患者对高血压的危险性认识不足，有的因无自觉症状或症状好转后不坚持长期服药，让患者了解服用降压药物是治疗的基础，必须遵医嘱按时服药，不可擅自加量，以免发生严重的不良反应，也不可随意减量或停药。此外，让患者及家属了解药物的名称、剂量、注意事项及不良反应。

（3）饮食指导：饮食宜清淡易消化，低脂肪、低胆固醇，少食多餐。限制盐的摄入，盐摄入过多易引起血压升高。多吃水果及绿叶蔬菜、豆类食物，适当饮用牛奶，要保证摄入足量的钾和钙，体形肥胖者控制食量；向老年人讲解烟酒对身体的危害，尤其对高血压患者的危害，鼓励戒烟，尽量少饮酒，寻求家属的帮助，互相监督，以戒除不良嗜好。

（4）运动指导：保证合理的休息及睡眠，避免劳累提倡适当的体育活动，尤其对心率偏快的轻度高血压患者，进行有氧代谢运动效果较好，如骑自行车、跑步、做体操及打太极拳等，但需注意劳逸结合，避免时间过长的剧烈活动，以免血压突然升高，甚至造成脑血管意外。对自主神经功能紊乱者可适当使用镇静药。严重的高血压患者应卧床休息，高血压危象者则应绝对卧床，并需在医院内进行观察。

（5）心理护理：原发性高血压是心身疾病，当机体受到环境等不良刺激时，可引起情绪激动使交感神经兴奋，血管收缩，血压升高。在社区护理中，加强心理护理，帮助患者分析心理紧张的因素，告知患者及家属心理紧张与血压的关系，按时家访和电话咨询，指导患者加强自我修养，保持乐观情绪，学会对自己有益的保健方法，消除社会心理紧张刺激，保持机体内外环境的稳定，达到治疗和预防高血压的目的。

（二）高血压患者的管理

高血压患者的管理包括高血压的早诊早治，规范管理和监测。

1. 检出高血压患者　基层卫生服务机构通过建立居民健康档案、体检、门诊就诊、其他途径的机会性筛查、场所提供测量血压的装置、家庭自测血压等方式检出高血压患者，建立高血压患者健康档案，统一管理，保证管理的连续性。

2. 实施高血压分级管理　高血压的社区规范化管理是实施高血压的分级管理。根据危险分层：低危、中危、高危/很高危，将高血压患者分为一级、二级、三级管理。

对建立健康档案、非药物治疗，药物治疗，随访测血压，测量 BMI 及腰围，检测血脂、血糖、尿常规及肾功能，检查心电图、眼底及超声心动图等方面提出了具体实施要求。在高血压分级管理中，实施随访监测记录应注意①血压监测：医院、社区站（中心）测量或患者自测血压均可；血压不稳定者增加随访和测压次数；鼓励患者自测血压。②其他检测项目：社区站（中心）或医院检测均可。③辅助检测（如测量血脂、血糖、尿常规、肾功能、心电图、眼底及超生心动图等）的频率为基本要求，根据需要可增加监测次数。

3. 随访方式　高血压社区随访可采用多种方式同时进行，常用的方式有患者到医院的诊所随访、定期到居民比较集中的社区站点随访、患者自我管理教育后的电话随访、对行动不便患者的入户随访以及对中青年高血压人群的网络随访。符合成本效益的是电话随访，注意在电话随访前患者应接受血压监测方法的培训。

第三节　冠状动脉粥样硬化性心脏病患者的护理与管理

一、疾病概述

冠状动脉粥样硬化性心脏病简称冠心病，又称缺血性心脏病，是由冠状动脉粥样硬化使血管腔狭窄或阻塞，或/和因冠状动脉功能性改变（痉挛）导致心肌缺血缺氧或坏死而引起的心脏病。

冠心病是常见病，临床表现轻重差异非常大，可以为无症状的隐性冠心病、心绞痛，也可以发生严重的心肌梗死和猝死。冠心病对生命构成极大威胁，病死率很高。

（一）流行病学特点

在欧美发达国家冠心病很常见，我国本病发病率、死亡率较西方国家为低，但近年来呈增长趋势。在自然人群中，城市居民冠心病死亡率远高于农村，男性发病率高于女性。

（二）冠心病发病的重要危险因素

冠心病的病因尚未完全清楚，但发生冠心病可能与多种危险因素有关。

1. 可以控制的因素　①高血压：无论是收缩压还是舒张压升高都有同样危险，高血压与冠状动脉粥样硬化的形成和发展关系极为密切。②高脂血症：脂质代谢紊乱是冠心病重要的预测因素，包括低高密度脂蛋白胆固醇和高低密度脂蛋白胆固醇。③糖尿病：冠心病占糖尿病患者所有死亡原因和住院率的近 80%。④ A 型性格行为：争强好胜、敌意易怒、时间紧迫感这些典型的特点，与冠心病密切相关，患冠心病的概率明显高于其他性格者。⑤肥胖：是冠心病的重要危险因素，可增加冠心病的死亡率。反映全身性超重和肥胖的指标是体重指数（BMI），亚洲成年人 BMI 正常范围是 18.5 ～ 22.9；< 18.5 为体重过低；≥ 23 为超重；23 ～ 24.9 为肥胖前期；25 ～ 29.9 为 I 度肥胖；≥ 30 为 II 度肥胖。

2. 可以去除的因素　①吸烟：是冠心病的重要危险因素，吸烟量与疾病存在明显的关系。②不运动：久坐、不爱运动的人患冠心病的危险性明显增高。③劳累过度：是诱发心绞痛最常见的因素。过度运动、劳累增加心肌耗氧量，使已不通畅的冠脉压力增大而发病。④便秘：排便时用力过度，腹压升高，心跳加快，心肌耗氧量增加，可诱发心绞痛，甚至引发心肌梗死或猝死。

3. 无法改变的因素　①遗传因素：有早发冠心病家族史，即男性直系亲属 < 55 岁，女性直系亲属 < 65 岁患冠心病者。②年龄与性别：本病多发生于 45 岁以后，60 岁以前男性发病较女性明显增多，女性 60 岁后发病与男性渐趋一致，可能与绝经后雌激素分泌下降有关。

（三）冠心病的分型

根据冠状动脉病变的部位、范围、血管阻塞程度以及心肌供血不足的发展情况，CHD 可分为 5 种类型。①隐匿型（又称无症状性心肌缺血）：因为患者没有症状，可增加心肌梗死和猝死的危险性。②心绞痛型：因暂时性心肌缺血所致，出现发作性胸骨后疼痛，是冠心病最常见的类型。③心肌梗死型：由于冠状动脉阻塞，部分心肌因严重而持久的缺血而导致急性缺血性坏死。④缺血性心肌病型：心脏增大、心力衰竭、心律失常，是由于长期心肌缺血或坏死导致心肌纤维化而引起。⑤猝死型：又称心源性猝死，因原发性心脏停搏而猝然死亡，多因缺血心肌局部发生电生理紊乱，引起致命性心律失常所致。

以上每一种类型都可能是单独表现，但病程常会从心绞痛发展至心肌梗死。本节主要介绍"心绞痛"和"心肌梗死"两种类型。

（四）临床特点

1. 心绞痛　以发作性胸痛为主要表现，主要在胸骨体中段或上段，而后波及心前区，常放射至左肩；胸痛常为压迫、发闷或紧缩性，严重可有窒息样感觉。发作时，患者不自觉地停止原来的活动。疼痛持续时间一般为 3～5 分钟。心绞痛发作时心率增快、血压升高；可出现心尖部收缩期杂音；皮肤冷或出汗。

2. 心肌梗死　大多数患者在发病前数日有乏力、胸部不适、活动时心悸、气急、心绞痛等前驱症状。清晨发生疼痛较多见，且常发生于安静时，可持续数小时甚至更长，休息或含服硝酸甘油不能缓解。患者烦躁不安，出汗，有濒死感。另伴有发热、心动过速、胃肠道症状等。心肌梗死发作时心率多增快，少数可减慢；心尖区第一心音减弱，可出现收缩期杂音或伴喀喇音；大多数患者血压降低；可有各种心律失常。

重点提示：

要区分心绞痛和心肌梗死患者典型的症状表现，以便给予及时恰当的治疗。

（五）冠心病患者的治疗

1. 心绞痛　治疗原则是改善冠状动脉的血供和减轻心肌耗氧，治疗动脉粥样硬化。心绞痛发作时处理：发作时立即休息，舌下含服硝酸甘油，1～2 分钟可缓解，约 30 分钟后作用消失；硝酸异山梨酯舌下含化，2～5 分钟见效，作用可维持 2～3 小时。缓解期药物治疗可选用美托洛尔、阿替洛尔等 β 受体阻滞药，减慢心率，降低血压，降低心肌收缩力和耗氧量，缓解心绞痛的发作。钙通道阻滞药如硝苯地平可扩张冠状动脉，解除痉挛，改善心肌供血。

2. 心肌梗死　哌替啶肌内注射或吗啡皮下注射，可尽快解除疼痛；疼痛较轻者可服用可待因。起病 3～6 小时送医院再灌注心肌，行介入治疗、溶栓疗法。

目前提倡冠心病 ABCDE 疗法："A"血管紧张素转换酶抑制药、阿司匹林；"B"β 受体拮抗药、控制血压；"C"降低胆固醇、戒烟；"D"控制糖尿病、合理饮食；"E"适量运动、健康教育。

二、冠心病高危人群的管理

（一）冠心病高危人群的概念

冠心病易患因素主要包括高血压、高脂血症、糖尿病、A 型性格行为、肥胖、吸烟、不运动、劳累过度、便秘。冠心病高危人群是指具有冠心病易患因素的人群。

（二）高危人群的管理

1. 健康体检　健康体检要包括一般询问、身高、体重、心电图检查、血压测量、尿常规，测定血糖、血脂、肾功能等指标。35 岁及以上常住居民，每年在其第 1 次到乡镇卫生院、村卫生室、社区卫生服务中心（站）就诊时应为其测量血压；高危人群每半年至少测量 1 次血压。

2. 控制危险因素的水平一方面，实施社区全人群冠心病预防策略，高危群体无疑从中受益；另一方面，对高危个体进行随访管理和生活方式指导。利用社区门诊、上门随访等方式，给予高危人群个体化生活方式的指导，开具"冠心病健康教育处方"，进行危险因素干预，指导并监督实施非药物治疗措施。

三、冠心病患者的社区护理与管理

（一）冠心病患者的社区护理

在冠心病患者的康复中，除必要的心电图检查外，更需要系统的健康教育，使患者能够从心理、营养、运动及生活方式等方面重新获得正常或接近正常的生活状态。

1. 患者的评估

（1）首次评估：内容要全面，包括询问有无肾疾病、心脏病、糖尿病等病史、用药史以及病前的职业、工作、人际关系、饮食习惯、烟酒嗜好、家庭经济状况等。重点了解患者的高血压、糖尿病、高脂血症、冠心病、脑血管意外、肾病及心律失常、心力衰竭的病史，可能存在的冠心病的危险因素、靶器官损伤的症状。是否少运动或体重超重；精神心理与社会状态；是否了解所患疾病与危险因素之间的关系，是否患有与冠心病有关的合并症，家庭结构、家庭功能（适应度、合作度、情感度等）、医疗资源利用与患者自我护理能力等。

（2）随访评估：对冠心病患者，每年要提供至少 4 次面对面的随访。①测量心电图并评估是否存在危急情况，如 T 波低平、ST 波的改变和病理性 Q 波；心悸、胸闷、胸痛难忍、意识改变、放射性左臂内侧疼痛、喘憋不能平卧，或存在不能处理的其他疾病时，须在处理后紧急转诊。对于紧急转诊者，乡镇卫生院、村卫生室、社区卫生服务中心（站）应在2周内主动随访转诊情况。②若不需紧急转诊，询问上次随访到此次随访期间的症状。③测量体重、心率，计算体重指数（BMI）。④询问患者疾病情况和生活方式，包括心脑血管疾病、糖尿病、吸烟、饮酒、运动、摄盐情况等。⑤了解患者服药情况。

2. 护理措施

（1）用药指导：多数冠心病患者均需服用降脂药或阿司匹林，部分患者对冠心病的危险性认识不足，有的因无自觉症状或症状好转后不坚持长期服药，让患者了解服用降脂药或阿司匹林是治疗的基础，必须遵医嘱按时服药，不可擅自加量，以免发生严重的不良反应，也不可随意减量或停药。此外，让患者及家属了解药物的名称、剂量、注意事项及不良反应。教育患者了解疾病发作的自我保健，随时携带硝酸甘油，随身携带写有姓名、年龄、所患疾病、联系方式等信息的保健卡，以备不时之需。当感觉身体不适尤其胸前区疼痛，尽早去医院或做心电图检查。

（2）饮食指导：饮食宜清淡易消化，低脂肪、低胆固醇，少食多餐，减少动物性脂肪及胆固醇的摄入，以避免高脂血症，饮食宜清淡，多摄取高纤维食物，多吃水果及绿叶蔬菜、豆类食物，适当饮用牛奶，要保证摄入足量的钾和钙，体形肥胖者控制食量；向老年人讲解烟酒对身体的危害，尤其对冠心病患者的危害，鼓励戒烟，尽量少饮酒，寻求家属的帮助，互相监督，以戒除不良嗜好。

（3）运动指导：保证合理的休息及睡眠，避免劳累提倡适当的体育活动，进行有氧代谢运动效果较好，如做体操、打太极拳等，但需注意劳逸结合，避免时间过长的剧烈活动，对自主神经功能紊乱者可适当使用镇静药。严重的冠心病患者应卧床休息，并需在医院内进行观察。

（4）心理护理：冠心病是心身疾病，当机体受到环境等不良刺激时，可引起情绪激动使交感神经兴奋，心率增快，冠状动脉供血紧张。在社区护理中，护理人员要镇静，以娴熟的护理技能提供有效的护理及照顾，给予心理支持。陪伴患者直至疼痛缓解，以降低患者的无助与恐惧感。

（二）冠心病患者的管理

冠心病患者的管理包括冠心病的早诊早治，规范管理和监测。

1. 检出冠心病患者基层卫生服务机构通过建立居民健康档案、体检、门诊就诊、其他途径的机会性筛查、场所提供测量心电图及血脂的装置、建立高血压患者健康档案，统一管理，保证管理的连续性。

2. 实施冠心病三级预防管理

（1）一级预防在没有发生冠心病之前进行的预防，目的在于减少发病率。改变生活方式，如不吸烟，避免暴露于吸二手烟的环境；限酒；低盐、低脂饮食；保证足够的睡眠时间；避免体力或脑力上的过于劳累，坚持每周5天适度而有效的体育锻炼，每天不少于30分钟，维持良好的心血管健康水平；预防肥胖，将体重保持在理想体重指数之内；避免情绪激动，保持心情舒畅。

（2）二级预防出现症状及时就诊，尽早治疗。冠心病患者二级预防治疗是阿司匹林、血管紧张素转换酶抑制药、β受体阻滞药及调脂治疗。

（3）三级预防患冠心病后，按医嘱用药，不听信偏方，不突然停药，采取措施避免或减少心肌梗死及猝死的发生，延长生命。

3. 随访方式冠心病社区随访可采用多种方式同时进行，常用的方式有患者到医院的诊所随访、定期到居民比较集中的社区站点随访、患者自我管理教育后的电话随访、对行动不便患者的入户随访以及对中青年高血压人群的网络随访。符合成本效益的是电话随访，注意在电话随访前患者应接受血压监测方法的培训。

第四节　2型糖尿病患者的社区护理与管理

一、疾病概述

糖尿病是一种常见的内分泌代谢性疾病，是由于血中的胰岛素分泌绝对不足或相对不足，或伴靶组织细胞对胰岛素敏感性降低，导致血糖过高，出现尿糖，进而引起脂肪和蛋白质代谢紊乱的全身性疾病。久病可引起多系统损害，导致眼、肾、神经、心血管组织器官的慢性进行性病变，引起功能缺陷及衰竭，病情严重或应激时可发生急性代谢紊乱，严重地威胁着患者的健康乃至生命。糖尿病是常见病、多发病，其患病率正随着人民生活水平的提高、人口老龄化、生活方式的改变而迅速增加。糖尿病已成为发达国家中继心脑血管病和肿瘤之后的第三大非传染性疾病。

（一）流行病学特点

目前世界各国糖尿病的发病率与病死率在逐年增高，其在不同的地区有一定差异。糖尿病的患病率有明显的随年龄上升而增高的趋势。据估计，目前全世界约有糖尿病患者1.35亿，在我国糖尿病患者中，约90%以上为2型糖尿病患者。

（二）2型糖尿病发病危险因素

一般认为，糖尿病是由于遗传因素和环境因素联合作用，导致机体以持续高血糖为基本生化特征的综合征。2型糖尿病发病危险因素也可分为不可改变因素和可改变因素。

1. 遗传因素 与 1 型糖尿病类似，2 型糖尿病也有家族发病的特点。很可能与基因遗传有关。这种遗传特性 2 型糖尿病比 1 型糖尿病更为明显。例如，双胞胎中的一个患了 1 型糖尿病，另一个有 40% 的机会患上此病；但如果是 2 型糖尿病，则另一个就有 70% 机会患上 2 型糖尿病。

2. 年龄 50% 的 2 型糖尿病患者多在 55 岁以后发病。高龄患者容易患糖尿病也与年龄和超重有关。

3. 肥胖 肥胖症是 2 型糖尿病的一个重要因素。遗传原因可引起肥胖，同样也可引起 2 型糖尿病。中心型肥胖患者的多余脂肪集中在腹部，他们比那些脂肪集中在臀部与大腿上的人更容易发生 2 型糖尿病。

4. 诱发因素 高热量饮食、体力活动减少、胰岛素抵抗、感染、创伤、手术、精神刺激、多次妊娠和分娩都是 2 型糖尿病的诱发因素。

（三）临床表现

1. 症状与体征 本病多起病缓慢，逐渐进展，早期可无症状，糖尿病的典型症状即多饮、多尿、多食、体重减轻，除"三多一少"外，同时还伴有疲乏无力、精神萎靡等。典型的"三多一少"仅出现于部分患者，多数以急慢性并发症就诊。

2. 并发症 急性并发症常见的有酮症酸中毒，其次有高渗性昏迷和感染；慢性并发症有大血管病变如糖尿病性心脏病、糖尿病性脑血管病变、糖尿病伴高血压等；微血管病变如糖尿病眼病、糖尿病肾病等；糖尿病神经病变如周围神经损害、自主神经病变、糖尿病足等。糖尿病并发症已成为糖尿病患者致死致残的主要原因。

（四）糖尿病的诊断标准

糖尿病的诊断和分类标准是尿糖阳性和血糖水平增高，空腹血浆葡萄糖（FPG）水平 ≥ 7.0mmol/L（l26mg/dl）或餐后 2 小时血浆血糖（2hPG）≥ 11.1mmol/L（200mg/dl）是诊断主要标准。

（五）糖尿病患者的社区治疗

1. 治疗目标 糖尿病治疗的近期目标是控制糖尿病，防止出现急性代谢并发症，远期目标是通过良好的代谢控制达到预防慢性并发症，提高糖尿病患者的生活质量和延长寿命。为了达到这一目标应建立较完善的糖尿病教育管理体系。为患者提供生活方式干预和药物治疗的个体化指导。

2. 治疗策略 2 型糖尿病的治疗策略是综合性的，包括降糖、降压、调脂、抗凝、控制体重和改善生活方式等治疗措施。降糖治疗包括饮食控制、合理运动、血糖监测、糖尿病自我管理教育和应用降糖药物等综合性治疗措施。

3. 治疗方法　轻度：单纯饮食治疗，运动治疗；中度：饮食治疗，运动治疗，口服降糖药；重度：饮食治疗，运动治疗，注射胰岛素。

4. 控制目标　我国 2 型糖尿病的控制目标（空腹血浆葡萄糖 3.9 ～ 7.2mmol/L（70 ～ 130mg/dl），非空腹血糖＜ 10.0mmol/L（180mg/dl），且糖化血红蛋白 ≤ 7.0%，表明血糖控制良好。

5. 药物治疗　糖尿病是终身治疗疾病，需长期药物控制。治疗糖尿病的药物治疗如下。

（1）口服降糖药：分为磺脲类、双胍类、α- 葡萄糖苷酶抑制药和胰岛素增敏药等。

（2）胰岛素：2 型糖尿病患者经饮食及口服降血糖药治疗未获得良好控制需使用胰岛素治疗。胰岛素制剂可分为速（短）效、中效和长（慢）效 3 类。胰岛素治疗应在一般治疗和饮食治疗的基础上进行，并按患者反应情况和治疗需要做适量调整。

二、2 型糖尿病高危人群的管理

（一）2 型糖尿病高危人群的概念

糖尿病高危人群是容易发生糖尿病的人群。糖尿病高危人群是指：①有糖调节受损史；②年龄 ≥ 40 岁；③超重、肥胖（BMI ≥ 24），男性腰围 ≥ 90cm，女性腰围 ≥ 85cm；④ 2 型糖尿病者的一级亲属；⑤高危种族；⑥有巨大儿（出生体重 ≥ 4kg）分娩史，妊娠糖尿病史；⑦高血压（血压 ≥ 140/90mmHg），或正在接受降压治疗；⑧血脂异常 HDL-C ≤ 0.91mmol/L（35mg/dl）及 TG ≥ 2.22mmol/L（200mg/dl），或正在接受调脂治疗；⑨心脑血管疾病患者，静坐生活方式；⑩有一过性类固醇诱导性糖尿病病史者；⑪ BMI ≥ 30kg/m² 的多囊卵巢综合征患者；⑫严重精神病和（或）长期接受抗抑郁症药物治疗的患者。如果筛查结果正常，3 年后重复检查。糖调节受损是 2 型糖尿病高危人群最重要的诱因。

值得指出的是，糖尿病的高危人群并不意味着就一定能够成为糖尿病患者，在没有发生糖尿病之前，采取健康的生活方式和科学的医学干预，相当部分的高危人群可转变成正常人群，成为一生与糖尿病无缘的人群。

（二）2 型糖尿病高危人群的管理

1. 健康教育　通过健康教育提高人群对糖尿病危害的认识，特别是糖尿病危险因素的控制，使人们认识到糖尿病是终生疾病，预防的效果大于治疗。

2. 生活方式干预　强调适当控制饮食、加强运动锻炼、戒烟限酒、控制体重等。饮食管理是防治的基础，要采取科学的饮食和运动疗法，要做到合理饮食，避免糖尿病的发生发展。高危人群平时要多吃一些低热量、低脂肪、低糖类和高膳食纤维的食物，如杂粮馒头、荞麦面条、蔬菜、水果等。减轻体重和增加运动对阻止糖尿病的发生起着重要作用，特别是高体重、高血脂、高血压的高危人群，宜每天餐后有氧运动 30 ～ 45 分钟。生活方式干预具体目标是：①使肥胖者 BMI 达到或接近 24kg/m^2，或体重至少减少 5% ～ 10%；②至少减少每日总热量 400 ～ 500kcal；③饱和脂肪酸摄入占总脂肪酸摄入的 30% 以下；④体力活动增加到每周 250 ～ 300 分钟。

3. 加强监测　采用 OGTT 或监测空腹血糖的方法筛查血糖，早期发现，及时给予干预。

三、2 型糖尿病患者的社区护理与管理

糖尿病目前尚不能治愈，但用科学的方法可以控制疾病的发展。除了遵医嘱坚持药物治疗之外，还要注重生活方面的调养，改变不良的生活习惯（如久坐的生活方式）、戒烟戒酒，合理的饮食调配与适当的运动，精神松弛，生活规律对于治疗糖尿病必不可少。由世界卫生组织推荐、经过许多糖尿病患者实践证明，糖尿病患者的治疗提倡综合处理，合理饮食、适当运动、必要的降糖药物、病情监测及健康教育。不断学习糖尿病有关知识，可使患者明确控制目标，积极参与管理，使患者能够自觉接受和配合治疗，使糖尿病的病情稳定，血糖控制在良好的范围，提高患者的生活质量。

（一）2 型糖尿病患者的社区护理

1. 患者的评估　了解糖尿病患者家庭发病史，2 型糖尿病患者是否有肥胖、久坐的生活方式、缺乏体力活动、多次妊娠及精神紧张等发病的诱因，要了解患者既往的饮食结构及患病后的饮食情况等。了解患者目前的健康状况，如生命体征与辅助检查，包括血糖（空腹和餐后血糖及糖化血红蛋白）、血脂、尿素氮、肌酐、心电图、眼底情况等。了解患者的心理状况，分析其情感问题是否与疾病有关，以了解情绪与血糖水平的关系。

2. 合理饮食　饮食控制是糖尿病治疗的基本措施，所有糖尿病患者无论采取降血糖药物治疗与否，首先必须控制饮食，饮食控制可减轻胰岛 β 细胞负担，降低血糖。社区护士应向患者介绍饮食治疗的目的、意义及具体措施，使患者积极配合，以取得最佳效果。

（1）计算标准体重：计算 BMI 或应用简易公式计算：标准体重（kg）= 身高（cm）–105。

（2）每日所需总热量：根据标准体重及工作性质计算。一般成年人在休息状态

下每天每千克体重给予热量 105 ～ 126kJ（25 ～ 30kcal）；轻体力劳动者 126 ～ 146kJ（30 ～ 35kcal）；中度体力劳动者 146 ～ 167kJ（35 ～ 40kcal）；重体力劳动 167kJ（40kcal）。儿童、孕妇、乳母、营养不良者及消耗性疾病者应酌情增加，肥胖者酌减，使体重下降正常标准的 5% 左右。

（3）食物中三大营养物质分配：①糖类占食物总量的 50% ～ 60%，每日 200 ～ 300g。②蛋白质占总热量的 15% ～ 20%，成年人每日每千克体重为 0.8 ～ 1.2g，儿童、孕妇、乳母、营养不良者每日每千克体重可增加至 1.5 ～ 2.0g。③脂肪占总热量 25% ～ 30%，每日每千克体重为 0.6 ～ 1.0g。

（4）热量分配：可按患者进餐习惯热量分布大概为 1/5、2/5、2/5 或 1/3、1/3、1/3，患者应按计算的饮食量选择食谱，并定时、定量进餐。

（5）膳食调配及注意事项如下。

1）饮食中限制糖、水果、蜂蜜、巧克力、果汁类甜食和酒类。少食胆固醇含量高的动物内脏、全脂牛奶、蛋黄；脂肪应以植物油为主，限制动物脂肪的摄入；食盐用量每日不要超过 6g，合并高血压患者应 < 3g。

2）提倡食用纤维素含量多的食物。尤其对易产生饥饿感者，食物中增加粗杂粮、豆类和新鲜蔬菜的比例，不仅能补充各种维生素及微量元素成分，又可延缓肠道对葡萄糖的吸收，降低餐后血糖、血脂水平，增加饱腹感，有利于肥胖者减轻体重。

3）取得患者配合。糖尿病患者能否认真坚持饮食控制，直接影响治疗效果。患者应理解其重要性，自觉执行。

4）患者如生活不规律，经常出差时，应随身携带一些方便食品，如奶粉、方便面、咸饼干等。外出时也要遵照平时饮食定量，不可暴饮暴食而使病情加重。

5）每周应定期测量一次体重，衣服重量要相同，且用同一磅秤。

6）严格控制饮食，口服降糖药物及注射胰岛素者每餐应将计划饮食吃完，如果不能吃完全餐，须当天补足未吃完食物的热量与营养；定时进食，如果进餐时间延后，应在餐前先喝一杯牛奶或吃一点饼干，以避免发生胰岛素休克反应；长时间的运动应根据需要增加热量摄入，以预防发生低血糖反应。

（6）糖尿病食物的选择和禁忌：糖尿病患者主食可选用大米、玉米面、小米、白面等，副食可选用瘦肉、鸡蛋、鱼、牛奶、豆类等富含蛋白质的食物。如按膳食单的定量吃完后仍有饥饿感，可加 3% 以下的蔬菜食用，如芹菜、白菜、菠菜、黄瓜、西红柿、生菜等。糖尿病患者禁止食用含糖过高的甜食如糖果、冰激凌、甜饮料、糕点、饼干、红薯等。如想吃甜味食品可采用木糖醇、甜叶菊等调味品。限制高动物脂肪、高胆固醇食物，如动物内脏、蛋黄、肥肉及猪油、牛油、羊油等。

3. 生活护理 根据患者具体情况合理安排生活起居，制定作息时间，坚持长期执行。早晨醒来时先于床上适当活动后再下床。可坚持日常工作，工作中要适当休息，晚上要以休息、娱乐为主。活动时谨防意外。糖尿病患者的起居环境要清洁，经常开窗通风，保持空气清新，室内光线充足，住所布置幽静，可适当种些花草。睡眠时间最好能保持10小时，一般取右侧卧位，身体自然屈曲，适当配合仰卧位，睡床放置以南北方向为宜。外出旅行时必须随身携带足够的口服降糖药或胰岛素及注射胰岛素所需的材料，携带糖果以防低血糖时应用，佩戴能表明其糖尿病患者身份的卡片或手镯等物，以备急用时能为帮助者提供资料。会餐时饮白酒须防低血糖。生活中出现应急事件，如各种感染、发热、家庭危机等事件，应及时与医生、护士保持联系以便调整用药量。

4. 预防感染 糖尿病患者因体内糖、蛋白质、脂肪代谢紊乱，抵抗力差，容易合并各种感染，而且一旦感染则难以控制，并促使糖尿病病情加剧，诱发酮症酸中毒。因此，糖尿病患者要特别注意个人卫生，预防感染。

5. 足部护理 糖尿病患者易发生动脉硬化，糖尿病患者中足坏疽的发生率比非糖尿病患者高17倍。发生多发性神经炎时，由于神经营养不良和痛觉障碍，易导致皮肤破损，多见于足部。因此要告知患者注意保护足部。其方法是：不穿袜口弹性过紧的袜子，选择软底宽头的鞋子，每晚用50～60℃的温水洗足，保持趾间干燥。经常检查有无外伤、鸡眼、水疱、趾（指）甲异常等，并及时就医处理。剪指（趾）甲时注意剪平，不能修剪过短伤及甲沟。

6. 运动指导

（1）运动的方式：做有氧运动，如散步、慢跑、做广播操、太极拳、球类活动等，每周至少3次，每次40分钟，可达到改善循环、增强心肺的功能，降低血糖的目的。

（2）运动注意事项

1）运动应尽量避免恶劣天气，不在酷暑及炎热的阳光下或严冬凛冽的寒风中进行。不要空腹时运动以避免发生低血糖。运动时间最好在饭后1小时以后，运动量适宜，以不感到疲劳为度，运动时应使患者达到的心率：（200－年龄）×60%～70%（即相同年龄正常人的最大心率的60%～70%），过量运动可使病情加重。

2）曾患卒中或心肌梗死、肾病及视网膜病变的患者，宜选择温和性的运动，时间不宜过长，因剧烈的活动可使心肌耗氧量增加、心肌供血不足而引起心绞痛，还可使肾血流减少使糖尿病肾病加重。

3）未注射胰岛素或口服降糖药的2型糖尿病患者，在运动前不需要补充食物。有利于减轻体重、提高对胰岛素的敏感性，改善糖和脂代谢紊乱。如使用胰岛素，且剂量不变，当运动量比平时多时，患者必须在运动前进食，摄入量相当于点心量即可预防低血糖。

4）如果在运动中出现饥饿感、心慌、出冷汗、头晕及四肢无力或颤抖等，表明已出现低血糖，应立即停止运动并进食，一般在休息 10 分钟左右低血糖即可缓解，若不能缓解，应立即送医院治疗。运动中如果出现胸痛或胸闷，应立即停止运动，并尽早去医院就诊。

7，指导自我监测　糖尿病患者应了解血糖、尿糖值的意义，掌握血糖、尿糖的自我监测方法和要求，以便有效控制病情。

（1）血糖监测：血糖测定主要有试纸比色法和血糖监测仪法。试纸比色法不需血糖监测仪，价格相对便宜，但缺点是仍为半定量测试方法。血糖监测仪法与试纸比色法相似的是血糖检测仪也需要血糖试纸，而且某些种类的试纸包装上也标有比色板，因而在没有血糖监测仪时也可用比色法。但若用血糖监测仪，所测定的毛细血管血糖更加准确。

1）血糖监测仪测血糖的方法：用肥皂水洗手并擦干，或用 75% 乙醇消毒并晾干；用采血针采血，将一滴血布满在试纸的测试薄膜上，按说明书要求等候 1 分钟左右，对比比色板并读出数值，也可将试纸插入。如果用血糖仪，可在显示屏上直接读出数值数字。

2）监测时间：每天测定血糖时间定在早、中、晚三餐前和晚上睡觉前。有时为能更准确地了解血糖波动情况。在三餐后 2 小时和凌晨 2：00—4：00 也应各测血糖 1 次。当出现血糖过高或低血糖症状者，应随时测定。如果血糖较为稳定，不用胰岛素即可控制血糖者，不必每天测定血糖，可按上述方法每个月抽查 2～3 天即可。

（2）尿糖监测：目前采用尿糖试纸检测尿糖定性，应注明采集标本的时间。一般是在三餐前及睡前进行尿糖测定，在三餐前 30 分钟先将尿排空，饭前留取标本，用尿糖试纸监测。尿糖试纸测试方法：将尿糖试纸放入盛有尿液的容器内；即刻取出，稍待片刻；与试纸包装上的不同尿糖浓度比色，以确定尿糖含量；结果以"＋"表示并记录。

8. 低血糖的护理　低血糖是糖尿病患者最常出现可能出现的不良反应是低血糖，而且无法预知在何时何地会发生低血糖，如在家中、办公室、大街上、驾车时或在沙滩上等，都有可能发生低血糖反应。不仅是糖尿病患者，其家属及同事都必须认识低血糖反应，以便及时治疗。

（1）低血糖的判断：当糖尿病患者出现以下异常表现时应怀疑低血糖反应。①心慌，手抖，冷战；②头晕或头痛；③出汗过多，脸色苍白；④饥饿，全身软弱无力；⑤反应迟钝、发呆，昏昏欲睡；⑥步态不稳，视物模糊，个别患者会发生全身抽搐。

（2）低血糖的应急处理：一旦低血糖反应发作，应立即进食糖类食品或饮料。一般低血糖反应的应急措施是食用含有 15～20g 葡萄糖的食物或饮料。下列是含有 15～20g 葡萄糖的食物及剂量：250～340ml 橙汁，210～280ml 橙汁汽水，30g 面包。进食后宜休息 10～15 分钟，如 15 分钟后仍感身体不适，可再吃些水果、饼干、面包等含糖食物。若低血糖反应持续发作，应立即将患者送往医院进行救治。

（3）低血糖的预防：指导患者严格按医嘱用药，及时按血糖情况调整剂量，用药后按计划进食，适当控制活动量。

9. 应用胰岛素治疗的护理社区护士要做好患者及家属的培训工作，使他们掌握正确的注射部位、操作方法、时间、用药剂量及注意事项。注射胰岛素的时间、剂量一定要准确，注射后 30 分钟进餐。注射胰岛素后，应警惕低血糖症状、过敏反应及局部反应等。注意抽取胰岛素的顺序，一定先吸短效胰岛素，再吸长效胰岛素，然后混匀，不可逆行操作，影响其速效性。为预防低血糖反应，在使用胰岛素治疗初期，即告知患者胰岛素可能引起的不良反应和低血糖反应，减少活动量，随身携带饼干类食品，在有强烈饥饿感时立即进食，可预防低血糖发生。治疗过程中密切观察血糖、尿糖变化，随时调整胰岛素用量。

10. 健康教育 社区健康教育目标是使血糖达到或接近正常水平，消除症状或延缓并发症的发生，通过开展健康教育，满足患者对疾病相关知识的需求。使患者了解糖尿病的有关知识后，在饮食治疗、科学用药、运动锻炼、生活习惯和方式、心理调节等方面能进行主动自我调控，增强糖尿病患者的自我管理能力。该项工作首先应得到街道居委会支持，加大宣传力度，使社区健康教育顺利进行，同时在社区卫生服务站建立患者个人档案资料，跟踪服务。内容包括指导患者学会血糖、尿糖监测方法；胰岛素注射方法、技巧；自我管理、自我保健等护理指导，同时做好心理疏导工作。具体做法有：①发放糖尿病健康教育小册子。②举办糖尿病知识专题讲座，每个月 1 次，以幻灯、投影、播放糖尿病专题录像等形式系统讲解，鼓励患者及家属互相交流经验，认真解答患者及家属提出的问题并给予科学指导。③电话热线咨询解答。④家庭随访，了解患者饮食、运动以及血糖控制情况，针对患者的具体情况，再给予正确的指导和帮助。

（二）2 型糖尿病患者的管理

1. 检测 2 型糖尿病患者辖区内 35 岁及以上人群，工作中发现的 2 型糖尿病高危人群，建议其每年至少测量 1 次空腹血糖。

2. 糖尿病教育通过多种形式开展 2 型糖尿病患者健康教育，以增进患者自我调控和自我管理能力。

3. 随访服务对确诊的 2 型糖尿病患者，每年提供 4 次免费空腹血糖检测，至少进行 4 次面对面随访。

（1）测量空腹血糖和血压，并评估是否存在危急情况，如出现血糖 ≥ 16.7mmol/L 或血糖 ≤ 3.9mmol/L；收缩压 ≥ 180mmHg 和 / 或舒张压 ≥ 110mmHg；有意识或行为改变、呼气有烂苹果样丙酮味、心悸、出汗、食欲减退、恶心、呕吐、多饮、多尿、腹痛、有深大呼吸、皮肤潮红；持续性心动过速（心率 > 100 次 /min）；体温超过 39℃或有其他的突发异常情况，如视力突然骤降、妊娠期及哺乳期血糖高于正常等危险情况之一，或存在不能处理的其他疾病时，须在处理后紧急转诊。对于紧急转诊者，基层卫生服务机构应在 2 周内主动随访转诊情况。

（2）若不需紧急转诊，询问上次随访到此次随访期间的症状。

（3）测量体重，计算体重指数（BMI），检查足背动脉搏动。

（4）询问患者疾病情况和生活方式，包括心脑血管疾病、吸烟、饮酒、运动、主食摄入情况等。

（5）了解患者服药情况。

4. 分类干预

（1）对血糖控制满意（空腹血糖 < 7.0mmol/L），无药物不良反应、无新发并发症或原有并发症无加重的患者，预约进行下一次随访。

（2）对第 1 次出现空腹血糖控制不满意（空腹血糖 ≥ 7.0mmol/L）或药物不良反应的患者，结合其服药依从情况进行指导，必要时增加现有药物剂量、更换或增加不同类的降糖药物，2 周内随访。

（3）对连续 2 次出现空腹血糖控制不满意或药物不良反应难以控制以及出现新的并发症或原有并发症加重的患者，建议其转诊到上级医院，2 周内主动随访转诊情况。

（4）对所有的患者进行针对性的健康教育，与患者一起制定生活方式改进目标并在下一次随访时评估进展。告诉患者出现哪些异常时应立即就诊。

5. 健康体检　对确诊的 2 型糖尿病患者，每年进行 1 次较全面的健康体检，体检可与随访相结合。内容包括体温、脉搏、呼吸、血压、身高、体重、腰围、皮肤、浅表淋巴结、心、肺及腹部等常规体格检查，并对口腔、视力、听力和运动功能等进行粗测判断。

第五节　重性精神疾病患者的社区护理与管理

一、重性精神疾病的概念

（一）重性精神疾病定义

重性精神疾病是指患者的临床表现有幻觉、妄想、严重思维障碍、行为紊乱等精神病性症状，并且患者的社会生活能力严重受损的一组精神疾病。主要包括精神分裂症、偏执性精神病、分裂情感性障碍、双相障碍、癫痫所导致的精神障碍、精神发育迟滞伴发精神障碍等。

（二）精神分裂症

1. 概念　精神分裂症是一组病因未明的精神病，多起病于青壮年，常有感知、思维、情感、行为等多方面的障碍和精神活动的不协调。一般无意识障碍和明显的智能障碍，病程多迁延。

2. 临床分型　根据临床综合征的不同，将本病划分为不同类型。常见类型如下。

（1）偏执型精神分裂症：本型为精神分裂症中最多见的一种类型。一般起病较为缓慢，起病年龄比其他各型较晚。其临床表现主要为妄想和幻觉，以妄想为主，这些症状也是精神病性症状的主要表现。妄想为原发性妄想，主要有关系妄想、疑病妄想、被害妄想、嫉妒妄想和影响妄想。这些妄想通常内容荒谬、结构松散。而幻觉在妄想形成的同时或前后均可出现，以内容对其不利的言语性幻听最常见，此外也可出现幻视、幻嗅、幻触等。除妄想和幻觉外，虽然也可有情感不稳定、行为异常等表现，但通常对情感意志和思维的影响较、小，行为也不很奇特。本型患者日常生活能自理，虽然自发缓解较少，但经过治疗一般也能取得较好的效果。

（2）青春型（瓦解型）精神分裂症：本型在精神分裂症中也较为多见。起病大多数在18～25岁的青春期。起病的快慢常与始发年龄有关，始发年龄越小，起病就越缓慢，病情发展呈阵发性加剧；始发年龄越大，起病就越急骤，病程在短期内就能达到高峰。其临床表现主要是情感、思维和行为障碍。此外，也可能有妄想和幻觉，但较简单片面。本型患者的生活一般难以自理，预后效果较差。

（3）紧张型精神分裂症：本型较为少见。起病较急，大多数在青壮年期发病。其临床表现主要为紧张性木僵，患者不吃、不动也不说话，可任意摆动其肢体而不作任何反抗，但意识仍然清醒。有时患者会突然从木僵状态转变为难以遏制的兴奋躁动状态，此时行为暴烈，常有毁物伤人的行为，严重时昼夜不停，但通常数小时

111

后可自行缓解，或者又进入木僵状态。本型可自行缓解，治疗效果较为理想。

（4）单纯型精神分裂症：本型较为少见。起病隐匿，发展缓慢，大多数在青少年期发病。其临床表现为情感淡漠、思维贫乏或意志减退等"阴性症状"为主，早期可表现为类似神经衰弱症状，如头昏、失眠、精神萎靡、注意力涣散等，然后逐渐出现懒散、孤僻、兴致缺失、情感淡漠和行为古怪，最终导致无法适应社会的需要，但没有出现妄想、幻觉等明显的"阳性症状"。病情严重时精神衰弱日益明显，病程一般至少2年，本型预后较差。

（5）其他型精神分裂症：精神分裂症除以上几种精神病性症状比较明显的类型之外，尚有未分型、抑郁型和残留型等几种类型。未分型精神分裂症是指多种症状交叉混合，很难纳入上述任何一型的精神分裂症，也可成为混合型。抑郁型精神分裂症是指精神分裂症急性期除"阳性症状"以外，同时伴有抑郁症状的精神分裂症，如精神分裂症其他各种症状减轻之后才逐渐出现抑郁症状，则称为分裂症后遗抑郁状态。残留型精神分裂症是指在以"阳性症状"为主的活动期后迅速转入以"阴性症状"为主的非特征性表现的人格缺陷阶段的精神分裂症，本型在精神分裂症中也较为多见。

（三）抑郁症

1. 概念　抑郁症是一种常见的精神疾病，主要表现为情绪低落，兴趣减低，悲观，思维迟，缺乏主动性，自责自罪，饮食、睡眠差，担心自己患有各种疾病，感到全身多处不适，严重者可出现自杀念头和行为。

2. 主要症状　抑郁症与一般意义上的"不高兴"有着本质地区别，不能混为一谈，它有着的明显的特征，综合起来有三大主要症状，即情绪低落、思维迟缓和运动抑制（主要表现为运动机制受限）。抑郁症患者应最少包括其中两项：

（1）情绪低落，换而言之就是一直高兴不起来、总是忧愁伤感、甚至悲观绝望。

（2）思维迟缓，就是自己觉得脑子不好使，记不住事情，思考问题比较困难，特别是丧失兴趣与愉快感。患者觉得脑子空空的、变笨了。

（3）运动抑制，包括精神精力减退、常感到疲乏、不喜欢说话、不爱活动、浑身懒散、走路缓慢。严重的患者甚至可能不吃、不动、生活不能自理。

3. 其他症状　具备以上3种典型症状的患者并不多见。很多患者只具备其中的1项或者2项，严重程度也是因人而异。如果症状早晨起来严重，下午或晚上有部分缓解，那么很可能患有抑郁症。这就是抑郁症节律变化的昼重夜轻。

（1）抑郁心境程度不同：可从轻度的心境不佳到忧伤、悲观、绝望。有些患者也可能出现焦虑、易激动、紧张不安等症状。

（2）丧失兴趣：这是抑郁症患者常见症状之一。丧失既往的生活、工作的热忱和乐趣，对任何事情都索然无味。对既往爱好不屑一顾，常闭门独居，回避社交，疏远亲友。

（3）精力丧失，疲乏无力：洗漱、穿衣等生活琐事都觉得费劲、困难，力不从心。

（4）自我评价过低：患者经常过分地贬低自身的能力，以消极、批判和否定的态度看待自己的过去、现在和未来。患者有强烈的内疚、自责、无用感、无助感，严重时可出现自罪、疑病等想法。

（5）患者呈显著、持续、普遍抑郁状态：注意力不集中、记忆力减退、脑子反应迟钝、思路闭塞、行动迟缓，但有些患者则表现为焦虑和紧张不安。

（6）消极悲观：患者内心十分痛苦、悲观、绝望，可萌生强烈的自杀念头和行为。

（7）躯体或生物学症状：抑郁患者常有食欲减退、体重减轻、睡眠障碍、性功能低下和心境昼夜波动等生物学症状，很常见，但并非每例都出现。

二、重性精神疾病的服务内容

（一）建立健康档案，加强患者信息管理

在将重性精神疾病患者纳入管理时，除需要由其家属提供或直接转自原承担治疗任务的专业医疗卫生机构的疾病诊疗相关信息，还应该为患者进行一次全面评估，为其建立一般居民健康档案，并按照要求如实填写重性精神疾病患者个人信息补充表。除患者个人基本信息外，还包括患者的监护人姓名、监护人电话、患者初次发病时间、既往主要症状、既往治疗情况、最近一次治疗效果、患病对家庭社会的影响等。

（二）随访评估

对于纳入健康管理的重性精神疾病患者，每年至少随访4次。随访的主要目的是提供精神卫生、用药和家庭护理等方面的信息，监督指导患者服药，防止复发，及时发现疾病加重或复发的征兆，给予相应处置或转诊，并进行紧急处理。每次随访时应该做好以下几个方面：

1.对患者进行危险性评估。危险性评估分为6级，分别为①0级：无符合以下1～5级中的任何行为；②1级：口头威胁，喊叫，但没有打砸行为；③2级：打砸行为，局限在家里，针对财物，能够被劝说而停止；④3级：明显打砸行为，不分场合，针对财物，不能接受劝说而停止；⑤4级：持续的打砸行为，不分场合，针对财物或人，不能接受劝说而停止，包括自伤、自杀；⑥5级：持有管制性危险武器、针对人的任何暴力行为，或者纵火、爆炸等行为，无论在家里还是公共场合。

2. 检查患者的精神状况，包括知觉、感觉、思维、情感和意志行为、自知力等。

3. 询问患者的躯体疾病、社会功能情况、服药情况以及各项实验室检查结果等。

4. 危重情况紧急处理：询问检查有无出现暴力、自杀自伤等危险行为；有无出现急性药物不良反应和严重躯体疾病。若出现类似情况，应该在对症处理后立即转诊，2周内随访转诊情况。

（三）分类干预

根据患者的危险性分级，精神症状是否消失，自知力是否完全恢复，工作、社会功能是否恢复，以及患者是否存在药物不良反应或躯体疾病情况，对患者进行分类干预。

1. 病情稳定患者　若危险性为0级，且精神症状基本消失，自知力基本恢复，社会功能处于一般或良好，无严重药物不良反应，躯体疾病稳定，无其他异常，继续执行上级医院制定的治疗方案，3个月时随访。

2. 病情基本稳定患者　若危险性为1～2级，或精神症状、自知力、社会功能状况至少有一方面较差，处于"病情不稳定"和"病情稳定"之间的患者，首先应判断是病情波动或药物疗效不佳，还是伴有躯体症状恶化或药物不良反应。分别采取查找原因对症治疗的措施和在规定剂量范围内调整现用药物剂量，必要时与患者原主管医生取得联系，或在精神专科医师指导下治疗，调整过一次剂量后，可连续观察4～6周，若患者症状稳定或虽然不明显但比上次已有好转，可维持目前治疗方案，3个月时随访；若初步处理无效，则建议转诊到上级医院，2周内随访转诊情况。

3. 病情不稳定患者　若危险性为3～5级或精神病症状明显、自知力缺乏、有严重药物不良反应或严重躯体疾病，对症处理后立即转诊到上级医院。必要时报告当地公安部门，协助送院治疗。对于未住院的患者，在精神专科医师、居委会人员、民警的共同协助下，2周内随访。

4. 每次随访根据患者病情具体的控制情况对患者及其家属进行有针对性的健康教育和生活技能训练等方面的康复指导，对家属提供心理支持和帮助。

（四）健康体检

在患者病情允许的情况下，征得监护人与患者本人同意后，每年应该至少进行1次健康检查，可与随访相结合。内容包括血压、体重、空腹血糖、一般体格检查和视力、听力、活动能力的一般检查。有条件的地区建议增加血常规、尿常规、大便隐血、血脂、心电图、B超等检查。

三、常见精神疾病患者的社区护理与管理

（一）精神分裂症患者的社区护理

精神分裂症患者的病程多呈迁延性，患病后在社区生活和接受治疗、护理的时间相对较长，因此社区护士应给予适当的护理干预。

1. 生活护理　做好患者个人卫生及生活的护理，必要时进行口腔和皮肤护理，保持生活单元清洁、整齐、干燥，预防压疮的发生。

2. 饮食护理

（1）为患者创造舒适、整洁的就餐环境，提供充足的进食时间，让患者细嚼慢咽，防止噎食。

（2）为患者提供易消化、营养丰富的饮食，并注意补充水分。

（3）对年老体弱、行动不便等患者需要协助进食。

（4）对暴饮暴食的患者需要严格限制摄入量。

（5）对有异食癖的患者要限制其活动范围，防止进食异物。

（6）对拒绝进食者要耐心劝说，并协助进食，必要时实施鼻饲法，以维持机体营养的需要。

3. 睡眠护理

（1）减少或去除影响患者睡眠的不利因素，为患者创造良好的睡眠环境，保持空气新鲜，温度适宜，环境安静。

（2）鼓励患者逐渐学会合理安排作息制度，建立有规律的生活。

（3）晚饭不适宜进食过多，不适宜饮水过量。

（4）睡前不适宜饮用浓茶、咖啡等饮料，避免患者睡前过度兴奋。

（5）必要时遵医嘱实施药物辅助睡眠。

4. 特殊症状的护理

（1）幻觉状态患者的护理：观察患者的言语、情绪和行为表现，评估患者幻觉出现的时间、次数和内容，以及引起的相应情感和行为上的反应。掌握观察幻觉征兆的技巧，如果患者出现恐惧不安、反应强烈时，要加强护理，保证安全。鼓励患者多参加娱乐活动，转移注意力。

（2）妄想状态患者的护理：接触患者注意态度要和蔼亲切，关心照顾生活，满足身心需求，使患者安心住院。与患者交流时注意技巧，不可贸然触及患者的妄想内容，建立相互信赖的护患关系，与患者接触时避免碰到患者的身体，以防被误认为是有意的伤害行为而发生意外。对有关系妄想的患者，切忌在患者面前低声与他

人耳语，引起患者的怀疑；对有被害妄想的患者，鼓励集体进餐，减轻患者疑虑；对有自罪妄想的患者要保证患者正常进食，预防感染，并防止体力过度的消耗。

（3）兴奋躁动状态患者的护理：严格管理制度，保持环境安静，室内陈设简单，根据工作重点配备合理的在班护理人员，保证患者安全。护理人员要有自觉的自制能力，控制个人的情绪，掌握重点患者的病情，尊重理解患者的心态，加强巡视护理。对暴力行为的应急干预，面对意外事件应沉着冷静，处理意外事件时，首先注意保护好患者的安全，避免激惹患者，将患者与其他人分开从而减少伤害事故。与患者接触时要和颜悦色，安抚其烦躁情绪，尽量满足患者的合理要求，否则及时给予恰当解释。缩短兴奋过程，必要时给予约束。

5. 心理护理

（1）一定要与患者建立相互信任的护患关系。

（2）鼓励患者说出对疾病和症状的认识和感受，做好认知性和支持性的心理护理。

（3）耐心倾听患者的主诉，对患者的诉说做适当的限制，不与患者争辩，及时地对其病态体验提出合理解释，并注意观察患者的反应。

（4）对病情好转的患者，注意促进患者自知力恢复，纠正其不良行为。

（5）对恢复期患者应该耐心安慰，解除其自卑心理，协助患者维持身心平衡，达到预防复发、维护健康、促进康复的目标。

6. 健康教育　主要为患者和家属提供有关精神分裂症的健康知识、行为指导。比如疾病的临床表现、治疗措施、预防方法、家庭护理、危机状况的处理等，提高患者对治疗的依从性。

（1）介绍疾病的相关知识，指导患者掌握症状复发的先兆症状，了解预防复发的重要性，正确认识和识别药物不良反应。帮助患者明确坚持服药、定期门诊复查的必要性，加强患者对提高综合性自我护理能力重要性的认识。

（2）指导家属学习相关疾病知识以及如何预防疾病复发的常识，教会家属掌握为患者创造良好家庭生活环境、改善患者在家庭环境中人际关系的具体方法。指导家属学会简单的观察、识别、判断疾病复发的方法，同时向家属说明督促患者按时按剂量服药和监护患者行为改变的意义。

（3）精神分裂症患者复发的征兆

1）对周围人的态度改变：一般来说，精神分裂症患者在疾病的缓解期或恢复期，与人相处都很融洽，谈吐自然，回答问题切题，与他交往感觉没有隔阂。如果患者忽然变得孤僻、不合群、独处一隅、低头沉思、不与人交往，或者对人态度蛮横，脾气暴躁易怒，不愿和别人进行正常沟通、交流，则有犯病的可能。

2）患者的表情改变：在缓解期或恢复期，患者的面部表情自然，眼神灵活，可以从其面部看到正常的表情变化。在即将犯病时，患者通常表现为两眼发直、目光呆滞，外界刺激难以引起其表情变化，甚至遇到一定的外界刺激，表现出与平时相反的面部表情等。

3）对自身疾病的态度改变：在疾病缓解期，患者对自己的疾病有认识，愿意配合医生治疗。而当疾病即将复发时，患者会无视自己的疾病，甚至坚信自己没有病，并且拒绝看病。将他人的关心当成对他的攻击和迫害，对帮助他的人持敌对态度。

4）患者的日常生活情况改变：病情稳定时患者的生活有规律，有的患者甚至可以上街买菜，操持家务，照顾家人。在即将犯病时，患者表现为生活无规律，夜间不睡，白天不起，甚至长时间不脱衣服、鞋袜就上床睡觉，也很少刷牙洗脸、换洗衣物等。

5）学习和工作状况改变：缓解期的患者，能坚持学习和工作，学习成绩尚好，能完成工作任务。当要犯病时，则表现为学习成绩下降，工作能力降低，经常迟到、早退，或者与同学、同事发生争执。

（4）常见的药物不良反应：抗精神病药物最常见的不良反应是锥体外系反应，包括急性肌张力增高、静坐不能、类帕金森病等。家属发现此类症状应于随诊时向医师说明，按医嘱服用相应药物以缓解症状。

（二）抑郁症患者的社区护理

抑郁症病因不清，可能与遗传、生物、化学和心理社会等多种因素有关。抑郁症发病多见于秋、冬季，病程相对较长，社区护士应给予护理干预。

1. 基础护理

（1）环境：避免刺激与干扰，排除一切危险品。指导家属为患者创造安静舒适的居住环境，墙壁以明快的色彩为主，以利于调节患者积极良好的情绪，唤起患者对生活的热爱，保证休息和足够的睡眠。

（2）生活护理：协助患者做好个人卫生护理，必要时实施口腔护理；做好患者的日常活动安排，减轻身体不适感；严重抑郁而长期卧床的患者，特别要注意受压部位的皮肤血液循环情况，协助患者定时更换卧位，按摩局部受压部位，防止压疮的发生。

（3）饮食护理：为患者创造舒适、整洁的就餐环境，提供充足的进食时间。鼓励患者增加水分的摄入量和进食粗纤维食物，保证足够的营养摄入。

2. 安全护理

（1）环境安全：去除患者生活环境中的危险物品，比如剪、刀、绳、玻璃器皿、药物、有毒物品等，生活设施应该绝对的安全，不能被患者当作自杀工具利用。

（2）药品管理：每次服药后必须仔细检查患者的口腔，确认药物是否服下。严防患者藏药，以免发生一次大量吞服造成自杀的事件。

（3）观察病情：观察患者的病情变化以及异常言行，患者有无流露出厌世轻生的想法。警惕突然"症状好转"的消极患者，是否伪装痊愈。抑郁患者抑郁情绪具有晨重夜轻的特征，尤其要严密观察早醒的情况，严防自杀。

（4）预防自杀：有严重自伤、自杀行为的患者，绝对不可以独居，应该进行一对一的守护。活动范围应在家人的视线范围之内。清查各种危险物品，一旦发生自杀、自伤，应立即隔离患者，及时实施抢救工作。

（5）自杀未遂患者的护理：许多自杀者被抢救脱险后，由于其心理的复杂性，使得他们对周围的情境，以及人们的态度过分敏感，因此要对自杀者表现出镇静、关爱和非歧视性态度，至少在危机期不要对其自杀行为和价值观进行道德评判，以免引起他们心理的抗拒和敌对情绪；同时，要启动社区和家庭心理支持系统，通过亲属、朋友和邻居的爱心和帮助，使其产生对社会、家庭的责任感和对生活的留恋，增强生存的信心。

3. 心理护理

（1）在尊重、接纳、同情和理解的基础上，建立良好的护患关系。

（2）了解患者的感受，鼓励患者表达自己的思想和情感。

（3）对患者所表现的抑郁与痛苦的心理赋予理解和同情，尽量帮助患者找出排泄压抑的途径，给予积极的心理支持，并注意尊重患者的隐私权。

（4）指导患者建立正性的自我认识，增强其自尊和自信。

（5）鼓励患者积极参加有益的活动，以获取正性的经验和感受他人的友谊与关怀。

4. 教会患者掌握心理自助方法

（1）改变认识，让患者意识到无法消除痛苦的感觉。

（2）允许患者去感受自身的情绪，包括痛苦的感觉，不要用自我批评等方式否认或压抑这种感觉，避免过分压制导致自责、自卑和情感压抑。

（3）鼓励患者向周围的人表达自己的感觉，学会与他人共同分享自己的感受。

（4）与家人和朋友保持较为紧密的联系，取得良好的社会支持能力。

（5）引导患者能够正确地面对自己的生活和自我，实事求是地看待世界、现实生活和自己。

（6）学会解决问题方法，用发展的眼光看待现在与未来，理智地选择消除抑郁情绪的途径。

5. 健康教育　充分动员和利用社会支持系统，帮助患者战胜痛苦，增强对抗自杀的内外资源。对患者家属进行与自杀干预有关的健康教育，让家属积极参与干预治疗。

第六章　社区常见传染病患者的护理与管理

第一节　概　　述

人类和传染病的斗争从无暂停之时。一些原有的传染病病种尚未得到完全控制，新的传染病又时有出现，威胁着社区人群的健康。因此，对传染病患者及家庭成员的社区护理是传染病防治工作中的重要组成部分，也是当前社区卫生服务中的主要任务之一。

一、传染病的概念及特征

（一）传染病的概念

传染病是由病原微生物或寄生虫感染人体后产生的具有传染性的疾病。病原微生物包括病毒、立克次体、细菌、真菌和螺旋体等，人体寄生虫包括原虫和蠕虫，由上述病原体引起的具有传染性的疾病称为传染病。传染病的突出特点就是具有传染性和流行性。

（二）传染病的特征

1. 基本特征

（1）有病原体：是传染病流行的基础，每种传染病都有其特异的病原体，如伤寒的病原体是伤寒杆菌、疟疾的病原体是疟原虫。临床上以病毒和细菌最为常见，对临床诊断有重要意义。

（2）有传染性：传染性是指病原体能通过某种途径感染他人。传染病患者有传染性的时期称为传染期。

重点提示：

确诊疾病应查找病原体或进行免疫学检查。每一种传染病传染期相对固定，可作为隔离患者的参考依据。

（3）有流行病学特征：①流行性：根据疾病流行的强度可分为：散发、流行、大流行和暴发 4 类。②季节性：传染病的发病率可随季节性变化，一般与温度、湿度的改变有关。③地方性与外来性：由于受地理气候等自然因素或人们生活习惯等社会因素的影响，某些传染病仅局限在一定地区内发生，这种传染病称为地方性传染病，如血吸虫病多发生在长江以南地区。外来性是指从国外或外地传入的传染病，如艾滋病等。

重点提示：

传染病发病率在时间上（季节分布）、空间上（地区分布）、不同人群（年龄、性别、职业）中的分布，也是流行病学特征。

（4）有感染后免疫：人体感染病原体后，无论是显性感染或隐性感染，都能产生针对病原体及其产物的特异性免疫。此类感染后免疫属于主动免疫，免疫力的持续时间在不同传染病区别很大。有些传染病，如麻疹、脊髓灰质炎、水痘和乙型脑炎等，感染后免疫力持续时间较长，可保持终身；有些传染病感染后免疫力持续时间较短，如流行性感冒、细菌性痢疾、阿米巴病和钩端螺旋体病。

2. 临床特征

（1）发热：是感染性疾病的突出症状，发热的高低、持续时间长短和热型与疾病的性质有关。热型是传染病的重要特征之一，可作为临床诊断的判断依据。

（2）皮疹：是许多传染病的特征之一。皮疹的出现时间、部位、先后次序、形态等对传染病的诊断和鉴别诊断有重要意义。如风疹和水痘的皮疹出现在发病当日；猩红热出现在第 2 日。水痘的皮疹多集中在躯干，呈向心性分布。

（3）毒血症状：病原体的代谢产物和细菌毒素可引发多种临床症状，如全身不适、头痛、肌肉和关节痛、疲乏、厌食等。严重者还可出现意识障碍、谵妄、休克或多脏器衰竭。

3. 病程的阶段性　多数急性传染病的发生、发展和转归都有一定的阶段性。

（1）潜伏期：从病原体侵入机体起到最早出现临床症状为止的时期，称为潜伏期。潜伏期相当于病原体在体内定位、繁殖、转移，引起组织损伤和功能失调导致临床症状出现之前的整个过程。

（2）前驱期：从起病到症状明显开始为止的时期，称为前驱期。此期临床表现通常是非特异性的。表现为发热、疲乏无力、食欲缺乏等，无定性特征，一般持续 1～3 天。起病急者可无此期表现。

（3）症状明显期：度过前驱期后，表现出某些传染病特有的症状和体征。如肝炎的黄疸和肝、脾大等。此期是治疗、抢救的关键时期。

（4）恢复期：是指患者的临床症状和体征基本消失，机体所受损伤处于逐步修复状态。许多患者的传染性还要持续一段时间，但食欲和体力逐渐恢复，血清中的抗体效价呈高水平。多数疾病可痊愈，少数可留有后遗症。

二、传染病流行过程及影响因素

传染病在畜、人群中的发生、发展和转归的过程，称为流行过程。流行过程必须具备 3 个基本环节，即传染源、传播途径和易感人群。这 3 个环节是构成传染病在人群中流行的生物学基础。同时会受到自然因素和社会因素的影响。

（一）流行过程

1. 传染源　指体内有病原体生长、繁殖，并能排出病原体的人和动物。包括传染病患者、隐性感染者、病原携带者和受感染的动物。

（1）患者：是重要的传染源，包括急性期和慢性期患者，可通过咳嗽、呕吐、腹泻等症状将大量病原体排出体外。

（2）隐性感染者：因其无任何症状或体征而不易被发现，如流行性脑脊髓膜炎、脊髓灰质炎等。隐性感染者是重要传染源。

（3）病原携带者：是指没有任何临床症状而能排出病原体的人。病原携带者可按携带病原种类的不同分为带菌者、带病毒者和带虫者。病原携带者又可分为潜伏期病原携带者、恢复期病原携带者和健康病原携带者三类。

（4）受感染的动物：某些传染病，可由动物体内排出病原体，导致人类发病，如鼠疫、狂犬病等，称为动物性传染病。

2. 传播途径　指病原体从传染源体内排出后，借助某些传播因素侵入新的易感者机体前，在外界环境中停留和转移所经历的全过程。传染病的传播途径主要有以下几种。

（1）呼吸道传播：空气是呼吸道传染病的重要传播途径。病原体以飞沫、飞沫核和尘埃三种形式传播。如流行性感冒、白喉、结核等。

（2）消化道传播：是经污染的水、食物、食具传播疾病，如痢疾、伤寒等。

（3）接触传播：依据接触方式的不同分为直接接触和间接接触传播。①直接接触：是指传染源与易感者的皮肤、黏膜直接接触，如各种性病、狂犬病等。②间接接触：是因接触了传染源的分泌物或排泄物污染日常生活用品或餐具等引起感染，如细菌性痢疾、猩红热。

（4）虫媒传播：经媒介节肢动物传播以称虫媒传播。可分为以下两种。①机械性传播：指昆虫媒介通过机械携带病原体污染食物、水源再使易感者感染，如苍蝇、蟑螂传播伤寒、痢疾等。②生物性传播：指吸血节肢动物（如蚊子、跳蚤、白蛉、恙虫等）在患病动物和人之间叮咬、吸吮血液传播疾病，如蚊子传播流行性乙型脑炎、虱传播斑疹伤寒。

（5）血液、体液传播：病原体存在于患者或病原携带者的血液或体液中，通过输血、应用血制品传播，如乙型病毒性肝炎、艾滋病等。

（6）医源性传播：指在医疗、预防工作中，未能严格执行感染控制制度和无菌操作规程，人为地造成某些传染病的传播，如使用被污染的诊疗器械或使用污染的生物制品造成的传染病传播。

（7）垂直传播（又称母婴传播）：是指病原体通过母体传给子代的传播。垂直传播包括：①经胎盘传播：指通过孕妇胎盘血液将病原体传给胎儿引起的感染，如风疹、艾滋病、乙型病毒性肝炎等；②上行性传播：指病原体经阴道通过宫颈口抵达绒毛膜或胎盘引起的胎儿感染；③分娩引起的传播：因孕妇产道严重感染，分娩时胎儿吸入或沾染污染的阴道分泌物引起的感染；④分娩后传播：主要通过母乳喂养或由于母婴密切接触感染。

3. 人群易感性　人群作为一个整体，对某种传染病缺乏特异性免疫力或者容易感染的程度为人群易感性。人群易感性是以人群中非免疫人口占全部人口的百分比来表示的，当易感者在某一特定人群中的比例达到一定水平时，同时又具备传染源和适宜的传播途径，则传染病的流行很容易发生。世界各国经过普遍推行人工主动免疫，降低了易感者的比例，有效干预了传染病的流行。

重点提示：

正确认识各种传染病流行过程的规律性，及时采取有效措施，阻断三个环节中的任何一个，即可阻止传染病的流行。

（二）影响因素

影响流行过程的因素主要有社会因素和自然因素。两个因素作用于 3 个环节，从而促进或抑制传染病的流行。

1. 自然因素　指自然环境中的各种因素，如生态、气候、地理等条件对传染病流行过程的发生、发展产生着重要影响。①作用于传染源：如气温、雨量和湿度影响疟疾、流行性乙型脑炎流行。②作用于传播途径：如当地的猪或鼠类中流行的钩端螺旋体病。③作用于易感人群：如夏季易发生肠道传染病。

2. 社会因素　社会因素包括人类的一切活动，如社会制度、生活居住条件、经济状况、医疗条件和医疗保险、卫生防疫和卫生习惯、宗教信仰和文化水平等。社会因素对传染病流行过程的影响是复杂的，往往起着决定性的影响。

三、传染病的分类及疫情报告原则

《中华人民共和国传染病防治法》根据传染病的危害程度和应采取的监督、监测、管理措施，参照国际上统一分类标准，结合我国的实际情况，将全国发病率较高、流行面较大、危害严重的39种急性和慢性传染病列为法定管理的传染病，并根据其传播方式、速度及其对人类危害程度的不同分为甲、乙、丙3类，实行分类管理。

（一）传染病的分类

1. 甲类传染病　甲类传染病也称为强制管理传染病，包括鼠疫、霍乱。对此类传染病发生后报告疫情的时限，对患者、病原携带者的隔离、治疗方式以及对疫点、疫区的处理等，均强制执行。

2. 乙类传染病　乙类传染病也称为严格管理传染病，对此类传染病要严格按照有关规定和防治方案进行预防和控制。

3. 丙类传染病　丙类传染病也称为监测管理传染病，对此类传染病要按国务院卫生行政部门规定的监测管理方法进行管理。

（二）传染病的疫情报告原则

根据我国《中华人民共和国传染病防治法》规定，疫情报告是疫情管理的基础，是每个卫生工作者的重要的法定职责。

1. 需报告的病种　按《传染病信息报告管理规范》的要求，上述的39个病种须进行疫情报告；省级人民政府决定按照乙、丙类管理的其他地方性传染病和其他暴发、流行或原因不明的传染病；不明原因肺炎病例和不明原因死亡等重点监测疾病。

2. 传染病责任报告单位及报告人　传染病防治法明确规定，疾病预防控制机构、医疗机构和采供血机构及其执行职务的人员，乡村医生、个体开业医师，为传染病的责任报告单位和报告人。发现本法规定的传染病疫情或者发现其他传染病暴发、流行以及突发原因不明的传染病时，应当按照国务院规定的或者国务院卫生行政部门规定的内容、程序、方式和时限报告。不得隐瞒、缓报、谎报传染病疫情。

3. 传染病的报告程序与方式　应当遵循疫情报告属地管理原则，传染病报告卡由首诊医生或其他执行职务的人员负责填写；现场调查时发现的传染病病例，由属地疾病预防控制机构的现场调查人员负责填写报告卡。传染病疫情信息实行网络直报，没有条件实行网络直报的医疗机构，在规定的时限内将传染病报告卡报告属地县级疾病预防控制机构。乡镇卫生院、城市社区卫生服务中心负责收集和报告责任范围内的传染病信息。

4. 传染病疫情时限 传染病疫情报告应严格执行国家《传染病信息报告管理规范》，发现甲类和乙类传染病中的肺炭疽、传染性非典型肺炎、脊髓灰质炎、人感染高致病性禽流感的患者或疑似患者时，或发现其他传染病和不明原因疾病暴发时，城镇应于 2 小时内，农村应于 6 小时内通过传染病监测信息系统进行报告。对其他乙、丙类传染病患者、疑似传染病患者和规定报告的传染病病原携带者在诊断后，实行网络直报的责任报告单位应于 24 小时内进行网络报告；未实行网络直报的责任报告单位应于 24h 内寄送出传染病报告卡。对丙类传染病和其他传染病，在 24 小时内进行报告。

对患者应做到早发现、早诊断、早报告、早隔离、早治疗。建立健全的城乡三级医疗防疫卫生网，提高医护人员业务水平，提高群众对传染病识别能力，对集体单位人员进行健康检查，对早期发现、早期诊断具有重要意义。《中华人民共和国传染病防治法》规定："任何人发现传染病患者或者疑似传染病患者时，都应当及时向附近医疗保健机构或卫生防疫机构报告"。法定报告人以外的任何人为义务报告人。

四、社区常见的消毒隔离技术

（一）消毒分类、常用消毒方法和隔离技术

1. 消毒分类 根据实施消毒目的的不同，通常将消毒分为两大类。

（1）预防性消毒：没有明确的传染源存在，对可能受到病原微生物或其他有害微生物污染的场所和物品进行的消毒。目的是预防传染病的发生。

（2）疫源地消毒：对存在或曾经存在传染源的场所及其病原体污染所波及的环境和物品进行的消毒。目的是及时、彻底杀灭传染源排出的病原体，防止传染病的传播扩散。

2. 常用消毒方法 消毒是切断传播途径，预防和控制传染病的重要措施。在实施消毒前，一定要了解污染病原体的特征，并根据消毒现场的环境和处理物品的特性，采用不同的消毒方法。日常工作中常用的消毒方法主要是物理和化学消毒方法。

（1）物理消毒方法：主要包括机械除菌、热力灭菌、紫外线消毒、电离辐射消毒和微波消毒等。①机械除菌：机械除菌的方法是从物体表面、空气中除去有害微生物，这种方法不能将病原微生物杀灭，但可降低其数量，减少感染的机会。如用流动水洗手，患者居住的房间的开窗通风、过滤除菌，物体表面冲刷、擦拭等。②热力灭菌：又分为干热灭菌和湿热灭菌两种。干热灭菌包括干烤消毒和焚烧消毒，前者适用于在高温下不损坏、不变质、不蒸发物品的消毒，如玻璃和金属制品，后者适用于无保留价值的废弃物。湿热灭菌常用的有煮沸消毒和压力蒸汽灭菌，适用于耐热耐湿物品及液体的消毒。③紫外线消毒：用于空气、污染物体表面消毒。④电离辐射灭菌：用于不耐热和湿的物品消毒。⑤微波消毒：用于医疗文件、信件、处方、化验单等消毒。

（2）化学消毒方法：使用化学消毒剂进行消毒，称为化学消毒方法。常用的化学消毒剂按其化学结构可分为 10 余类。①醛类：主要有甲醛、戊二醛等。②烷基化气体类：主要有环氧乙烷、环氧丙烷等。③含氯类：常用的有次氯酸钠、健之素、84 消毒剂等。④过氧化物类：常用的有过氧乙酸、过氧化氢和臭氧。⑤醇类：常用的是乙醇和异丙醇。⑥碘类：碘酒、安尔碘、碘伏等。⑦酚类：常用的有甲酚皂溶液（来苏尔）。⑧季铵盐类：常用的有新洁尔灭（苯扎溴铵）。⑨双胍类：洗必泰（氯己定）。⑩其他：包括酸类、碱类、金属制剂等。

3. 常用隔离技术

（1）手卫生：是指所有手部清洁行为的通称，包括流动水洗手和手消毒。流动水洗手是社区服务中手卫生的最常用方法。用于接触患者前后；接触干净物品前和处理污染物品后；无菌操作前、后；脱手套后；接触破损的皮肤黏膜和伤口前、后；护理特殊易感患者前、后；接触不同患者或进行不同部位操作前、后；以及护理感染患者或可能携带特殊流行病学意义微生物的患者后。

洗手方法：在流动水下使双手充分浸湿，取适量皂液，揉搓双手至少 15 秒。常用的洗手方法为 6 步洗手法。①掌心相对，手指并拢，相互揉搓；②手心对手背沿指缝相互揉搓，交换进行；③掌心相对，双手交叉指缝相互揉搓；④右手握住左手大拇指旋转揉搓，交换进行；⑤弯曲手指使关节在另一手掌心旋转揉搓，交换进行；⑥将 5 个手指尖并拢放在另一手掌心旋转揉搓，交换进行。正确的洗手技术能确保彻底地清洗双手的每一个部位。

（2）口罩：主要是借助口罩的屏障作用，防止大颗粒飞沫与黏膜直接接触和吸入小颗粒气溶胶（飞沫核）引起的感染。戴口罩应将口鼻全部盖住，并检查其密合性；接触传染性很强的呼吸道传染病，最好选用带鼻夹的口罩，如选用滤过率高，与脸部密合好的 N95、N99 或 N100 口罩；口罩用后外面已污染，工作时不能随便用手触摸口罩，摘口罩后应立即洗手。

（3）手套：戴手套主要是保护医务人员免受患者身上的微生物感染；防止患者内源性菌丛传染其他患者；同时还可防止携带病原微生物的工作人员将其传给患者。

（4）护目镜（屏）：戴护目镜主要是防止职业暴露引起的医务人员感染。当操作中患者血液、体液、呼吸道分泌物等可能喷溅到眼结膜时使用。护目镜每次应用前应检查有无损坏。重复使用的护目镜每次用后应消毒清洗。

（5）隔离衣：①护理患者时工作服有可能被患者的分泌物、排泄物、血液、体液污染，如给腹泻或大小便失禁的患者换床单、处理引流管等；②进入严重感染性疾病或免疫功能极度低下的患者隔离室；③进入具有特殊流行病学意义以及多重耐药菌株感染患者隔离室。

使用隔离衣需注意：①使用前应认真检查隔离衣（围裙）有无破损，使用中发现有渗漏要立即更换；②隔离衣原则上只穿一次，用后投入污衣袋内；③大多数情况使用洗净的隔离衣即可，但处理大面积烧伤与伤口要穿无菌隔离衣；④隔离衣或防水围裙使用中如果被患者血液、体液、分泌物污染时立即更换；⑤脱隔离衣时要注意避免衣袖触及面部或衣领引起的污染。

（6）污物袋和利器盒：使用污物袋和利器盒可以防止污物乱放对环境的污染和对人的伤害，并可防止污物作为媒介传播病原体。

使用污物袋和利器盒应注意：①收集污染锐器的利器盒，必须具备耐刺防渗漏的功能。②收集除利器以外的其他医疗废物应使用黄色塑料包装袋，收集可重复利用的污物如诊床上的床单、枕套和工作人员的工作服等，可使用双层布制作的包装袋。③包装袋上要有危险标识。④包装袋使用中有破损或表面有污染要外套一层包装袋。

（二）社区和家庭常见传染病的消毒技术

1. 空气消毒

（1）自然通风法：自然通风是利用室外的风压，排除室内污浊空气。

（2）紫外线：可采用悬吊式或移动式紫外线灯照射消毒，每次照射40分钟以上，并注意避免直接暴露，防止对皮肤和眼结膜的损伤。

（3）空气净化：使用空气净化器，可实施连续动态空气消毒。

（4）消毒剂气溶胶喷雾消毒：常在室内无人的情况下采用，因消毒剂可引起过敏等疾病，并造成环境污染。常用的消毒剂有0.5%的过氧乙酸和3%的过氧化氢，使用剂量为 $20 \sim 40ml/m^3$ 气溶胶喷雾，关闭门窗作用 $30 \sim 60$ 分钟。

2. 地面和物体表面消毒

（1）地面消毒：地面每日湿式保洁（每个房间有单独的清洁用具），地面如被血液、体液污染，则需要用化学消毒剂进行处理。

（2）物体表面消毒：每日对物体表面进行 $1 \sim 2$ 次的常规清洁，一般采用清水或清洁剂保洁；感染患者的区域（隔离病房）使用消毒剂进行清洁，每个患者的床单位需用单独的清洁用具。

3. 污染物品消毒　传染病患者的体温计、听诊器、血压计等，最好固定专用。

用后可用 75% 乙醇消毒。血压计袖带可使用 500～1 000mg/L 的有效氯消毒剂浸泡 30 分钟后清洗干净，晾干备用。餐具应个人专用；痰杯、大小便器专用，保持清洁，并定期用 1 000mg/L 的含氯或含溴消毒剂浸泡消毒 30 分钟后取出洗净，干燥保存；纺织物品，可经环氧乙烷或压力蒸气灭菌后清洗，亦可用 90℃ 高温水直接洗涤 40min（血液、体液、粪便污染应先清洁，加含氯消毒剂浸泡后冷洗）。

第二节　肺结核患者的护理与管理

结核病严重威胁人类的健康，成为全球重大的公共卫生问题。近 10 年来结核病流行具有高感染率、高患病率、高病死率和高耐药率的特点。我国结核病患者数量居世界第二位，其中 80% 在农村，是世界上 22 个结核病高负担国家之一。国家已将结核病列为全国重点控制的传染病之一。

一、肺结核的概述

（一）概念及临床分型

肺结核是由结核分枝杆菌引起，经呼吸道传播的肺部慢性感染性疾病。临床特点为潜伏期长，多呈慢性过程，有低热、盗汗、乏力、消瘦、食欲减退等全身中毒症状和咳嗽、咯血等呼吸系统症状。及时诊断，合理治疗，大多可痊愈。

1. 原发型肺结核（Ⅰ型）　机体初次感染结核分枝杆菌而发生的肺结核称原发型肺结核，多见于儿童。

2. 血行播散型肺结核（Ⅱ型）　又称粟粒型肺结核，细菌从肺原发病灶进入肺动脉，播散到血管分布区域，造成局部血行播散。属于各型肺结核中较严重的一种类型，常伴发结核性脑膜炎。

3. 浸润型肺结核（Ⅲ型）　是肺结核中最常见的一种类型，多见于成年人。病灶部位多在锁骨上下，X 线片显示为片状、絮状阴影，边缘模糊。

4. 慢性纤维空洞型肺结核（Ⅳ型）　是肺结核的晚期类型，病程迁延，症状起伏。痰中常有结核菌，为结核病的重要传染源。

5. 结核性胸膜炎（Ⅴ型）　结核分枝杆菌侵入胸膜腔引起渗出性胸膜炎。可有全身中毒症状，局部症状可有胸痛、干咳，大量胸腔积液时可有气急、胸闷、端坐呼吸及发绀。

（二）流行病学特点

1. 传染源　结核分枝杆菌属于放线菌目、分枝杆菌科、分枝杆菌属。是一类细长略弯曲的杆菌，因有分枝生长的趋势而得名。可分为人型、牛型、鸟型和鼠型，对人致病主要是人型，牛型少见。我国肺结核病具有高感染率、高患病率、高病死率、高耐药率的特点。

2. 传播途径　呼吸道传播是肺结核最主要的传播途径，经消化道、皮肤和泌尿生殖系统等其他途径传播现已少见。一年四季都可以发病，15 ～ 35 岁是结核病的高发年龄。

3. 人群易感性　一般人体初次感染结核菌后，大多数由于免疫的保护作用而不发展成为结核病。当免疫力削弱时，如婴幼儿、老年人、免疫抑制剂使用者、HIV 感染者等就易感染而发病。

二、肺结核的防控措施

结核病的防治措施主要有以下内容。

（一）尽早实行 DOTS

尽早发现患者，实行 DOTS（为对非住院肺结核患者实行全面监督化学治疗），这是目前结核病防治的最重要的措施，因为它能直接控制结核病的传染源。

1. 早诊断　有结核病临床表现者及早进行确诊。①呼吸系统症状：咳嗽、咯血、胸痛、呼吸困难等；②全身症状：低热、盗汗、乏力、消瘦；③体征：呼吸运动减弱，语颤增强，叩浊、湿啰音等。

2. 早治疗　抗结核治疗应遵循"早期、联合、适量、规律、全程"的原则。联合用药是正规、合理化学治疗的基础，其目的是发挥药物的协同作用，提高疗效，同时可延缓或避免产生耐药性。临床常用的抗结核药物有 10 多种，理想的抗结核药物应具有杀菌或有较强抑菌作用，毒性低，不良反应少；价廉、使用方便；口服或注射后血中有效浓度高，并能渗入细胞内及浆膜腔。一般首选的一线药物有异烟肼、利福平、吡嗪酰胺、乙胺丁醇及链霉素等。全程督导短程化学治疗（6 ～ 9 个月）。

（二）预防接种

卡介苗可使人体产生对结核菌获得性免疫力的预防措施，能避免被结核分枝杆菌感染而患病。属于一种减毒、弱毒的活菌疫苗，一般接种 6 ～ 8 周后结核菌素试验抗体转阳性，则表示人体已经产生免疫力；如试验仍为阴性，则表示接种没有成功，需要再次接种。卡介苗接种被称为"出生第一针"，在产院、产科出生的新生儿出生 24 小时内必须接种。

（三）药物预防

用抗结核药物预防结核病的发生是非常有效的。在我国高感染率的情况下，应对以下特殊人群或重点对象进行药物预防，可以减少结核病的发生。

1. 人类免疫缺陷病毒（HIV）感染者。

2. 与新诊断传染性肺结核患者有密切接触的结核菌素阳性幼儿和青少年。

3. 未接种卡介苗、5 岁以下结核菌素试验阳性的儿童。

4. 结核菌素试验阳性的人员：糖尿病患者、矽肺患者、长期使用肾上腺类固醇皮质激素治疗者、接受免疫抑制疗法者。

5. X 线胸片有非活动性结核病变而又没有接受过抗结核治疗者。

6. 结核菌素试验强阳性者。

（四）定期的肺部健康检查

定期的肺部健康检查可以发现早期病例，以便及时治疗，防止播散。健康检查应结合当地的结核病疫情 1 ～ 2 年进行一次。在农村还应根据个人病史、痰液检查情况及自觉体征等配合肺部检查，以便及时发现，尽早治疗。

（五）化疗原则

早期、联合、适量、规律和全程治疗是化疗的原则。①初治活动性肺结核化学治疗方案：包括强化治疗和巩固治疗。②复治涂阳肺结核化学治疗方案：复治的原则是强化期 2 个月，巩固期 6 个月，疗程为 8 个月。

三、肺结核的社区护理与管理

（一）家庭护理

1. 一般护理　肺结核患者进展期应卧床休息，尤其是有发热、咯血和肺代偿功能不全者；没有明显中毒症状的患者可进行一般活动，但需限制活动量，保证充分的休息时间；恢复期患者可适当增加户外活动，如散步、打太极拳、做保健操等。同时，提高机体的抗病能力。

2. 饮食护理　结核病是慢性消耗性疾病，进展期患者往往十分虚弱，饮食上要增加营养，增加高蛋白、高热量、高维生素食物的摄入，成人每日蛋白质的总量应为 60 ～ 90g，还应摄入一定量的新鲜蔬菜和水果，以补充各种维生素。饮食要有规律，选择上不能偏食，以保证各种营养成分的摄入。增强体质，增加其免疫系统功能；鼓励患者多饮水，每日不少于 1.5 ～ 2L，保持机体代谢的需要和体内毒素的排泄。每周测体重 1 次并记录，判断患者营养状况是否改善。

3. 咯血护理　痰中带血或少量咯血是肺结核的常见症状，护理上应注意以下内容：①应对患者关心和耐心解释，保持镇静，消除紧张、恐惧心理。②休息时宜向患侧卧位。③慎用镇咳药、镇静药，指导患者进行有效咳嗽，保证呼吸道通畅。

④饮食应给予流质或半流质易消化食物，每次进食应温凉且不宜过多，同时注意保持大便通畅。⑤患者如突然大量咯血或咯血突然停止，并伴有胸闷、气急、烦躁、出冷汗，甚至面色发紫，这是窒息的预兆。应立即让患者侧卧，鼓励和帮助患者将血块咯出，并迅速将患者送医院抢救。

4. 用药护理　肺结核治疗是坚持"早期、联合、适量、规律、全程"的原则，治疗时间较长，一般为1～2年，避免遗漏与中断。患者坚持按规定的方案进行治疗十分重要，家人应起协助和督促作用，社区护士应向患者及家属介绍常用抗结核药物的主要不良反应及注意事项：①异烟肼偶有周围神经炎、中毒反应；②链霉素可引起耳聋及肾损害；③利福平可引起肝损害、过敏反应；④对氨基水杨酸可有胃肠道反应、过敏反应、肝损害；⑤在治疗期间应定期复查，了解治疗反应及病情变化。

5. 心理护理　结核病是慢性传染病，治疗时间长，恢复慢，常使患者感到悲观、孤独无助、在工作、生活等方面都会对患者乃至整个家庭产生不良影响，社区护士应指导患者进行自我心理调节，减少对疾病的关注，积极配合治疗。同时，给患者以心理上、精神上、经济上的支持，创造良好的环境，减轻患者的心理压力，使其树立战胜疾病的信心，安心休息，最后达到真正治愈。

（二）社区管理

1. 控制传染源　早期发现患者并登记管理，及时诊断和彻底治愈患者。可疑患者和一般消炎治疗无效的咳嗽、咯血患者，应及时去医院明确诊断；患者应定期（1～2年）体检和胸部X线检查。社区护士要进行家庭访视和指导，预防与结核病有关的相关疾病。

2. 切断传播途径　痰菌阳性肺结核患者是最主要的传染源，主要是通过呼吸道传染。因此要做好肺结核患者的医院和家庭的消毒与隔离，培养良好的卫生习惯：①患者应单居一室，选择朝阳或通风房间；室内不能潮湿；咳嗽、打喷嚏和高声讲话时不能直向旁人，同时要用手或纸巾掩住口鼻。②不随地吐痰，做好患者痰液的消毒处理，最简便有效的处理方法是将痰吐在纸上焚烧；或痰液须经消毒液浸泡2小时以上在弃去。③患者所用食具应餐后煮沸消毒。④有条件者对室内空气每天消毒1～2次；将患者所用卧具、书籍每日在阳光下暴晒6小时；戒烟、酒、避免呼吸道感染。

3. 保护易感人群　未受过结核菌感染的新生儿、儿童及青少年应作卡介苗接种。高危人群定期检查，必要时预防性治疗，应有乐观精神和积极态度，坚持体育锻炼，提高免疫力。

第三节　病毒性肝炎患者的护理与管理

我国是病毒性肝炎的高发区，其中以甲型和乙型最为多见。该病具有传播途径复杂、流行面广、发病率高等特点，临床上多以急性为主，部分乙、丙、丁型肝炎可演变为慢性，少数患者可发展为肝硬化，甚至肝癌，对人们的健康危害很大。是我国最突出的公共卫生问题之一。

一、病毒性肝炎的概述

（一）概念及临床分型

病毒性肝炎是由多种肝炎病毒引起的，以肝脏损害为主的一组全身性传染病。临床主要表现为疲乏、食欲减退、肝肿大、肝功能异常等，部分病例出现黄疸。按病原学分类：包括甲、乙、丙、丁、戊5型肝炎。甲型和戊型肝炎主要表现为急性肝炎，乙型、丙型和丁型肝炎除表现为急性肝炎外，慢性肝炎最常见。

1. 急性肝炎　分为急性黄疸型肝炎和急性无黄疸型肝炎，后者占急性肝炎的90%以上。

（1）急性黄疸型肝炎：特征为发热、乏力、纳差、厌油、黄疸及肝功能异常。临床上分为：黄疸前期、黄疸期、恢复期。谷氨酸氨基转移酶（ALT）常明显升高。

（2）急性无黄疸型肝炎：临床无黄疸型多于黄疸型，尤其是乙肝和丙肝。临床表现较轻。

2. 慢性肝炎　病程超过半年者，称为慢性肝炎。早期反复出现疲乏、厌食、恶心、肝区不适等症状。晚期可出现肝硬化和肝外器官损害的表现。谷氨酸氨基转移酶（ALT）可持续或反复升高。

3. 重型肝炎　是最严重的一种类型，预后差，病死率高。一般分为以下3种。

（1）急性重型肝炎：又称爆发型肝炎。初期以急性黄疸型肝炎起病，两周内出现极度乏力，消化道和神经精神症状明显。主要表现为黄疸迅速加深称胆 - 酶分离。肝进行性缩小、肝臭、出血倾向、腹水、肝性脑部、急性肾衰。病程一般不超过3周。

（2）亚急性重型肝炎：又称亚急性肝坏死。发病10d后出现极度乏力、食欲缺乏、呕吐、腹胀、黄疸急剧加深。易发展为慢性肝炎或肝硬化。病程长达3周至数月。

（3）慢性重型肝炎：表现同亚急性重型肝炎，同时具有慢性肝病和重型肝炎的表现。预后差，病死率高。

4. 淤胆型肝炎　又称毛细胆管型肝炎。起病似急性黄疸型肝炎，有黄疸深、消化道症状轻，同时伴全身皮肤瘙痒，粪便颜色变浅、肝大等特点。

5. 肝炎肝硬化　在肝炎基础上发展为肝硬化，表现为食管、腹壁静脉曲张、腹水、肝缩小、脾大、门静脉和脾静脉明显增宽等。

（二）流行病学特点

1. 传染源　甲型肝炎和戊型肝炎的主要传染源是急性期患者和亚临床感染者。甲型肝炎起病前 2 周至发病后 1 周传染性最强。乙型、丙型、丁型肝炎的传染源分别是急、慢性乙型、丙型、丁型肝炎患者和病毒携带者。

2. 传播途径　甲型肝炎主要经粪 - 口途径传播。粪便中排出的病毒通过污染的手、水源、食物、食具等经口感染；日常生活接触通常引起散发性发病；水源被污染或生食的污染贝类动物，可导致局部地区暴发流行。

乙型肝炎的传播途径主要有三种。①血液、体液传播：是重要的传播途径之一，通过输血及血制品以及使用污染的医疗器械使乙肝病毒经皮肤或黏膜进入人体而感染。除血液外，患者的唾液、汗液、乳汁、精液等也含有乙肝病毒，其他人直接接触上述患者体液，或间接接触被污染的医疗器械，病毒可经破损的皮肤和黏膜进入人体而感染。②母婴垂直传播：新生儿在分娩过程中吸入羊水，或通过产道血液得到传染，也可通过哺乳、胎盘感染。③性接触传播：在乙肝发生中占重要地位，而乙肝也是最早发现和最先肯定的性传播疾病，男性同性恋者感染乙肝病毒较多，女性发生异性接触是乙型肝炎传播的重要途径。

丙型肝炎的传播途径与乙型肝炎相同，主要以输血及血制品传播为主，但母婴传播不如乙型肝炎多见。丁型肝炎的传播途径与乙型肝炎相同。戊型肝炎通过粪 - 口途径传播，水源或食物被污染可引起暴发流行；也可经日常生活接触传播。

3. 人群易感性　人类对各种肝炎病毒均易感。甲型肝炎多见于幼儿、儿童、青少年；乙型肝炎的高发地区、新感染者、急性发病者主要为儿童、青少年；戊型肝炎以青壮年为多。

二、病毒性肝炎的防控措施

防治病毒性肝炎要贯彻预防为主的方针，加强领导，深入宣传，发动群众，搞好爱国卫生运动，采取综合性防治措施。对甲型和戊型肝炎以切断粪 - 口途径为主；对乙型和丁型肝炎以接种乙型肝炎疫苗为主；丙型肝炎则以控制肠道外（如经血）传播途径为主。要力争早发现、早诊断、早隔离、早报告、早治疗、早处理疫点，防止流行，提高疗效。要做好易感人群的保护，减少发病。

1. 报告和登记　对病毒性肝炎病例作传染病报告，急性病毒性肝炎应做病原学分型报告和统计。慢性病毒性肝炎病例只登记一次，一年复发跨两个年度者不再重复登记。

2. 隔离和消毒　急性甲型肝炎隔离期自发病日起3周。各型病毒性肝炎可住院或留家隔离治疗。患者隔离后，对其居住和活动场所（家庭、宿舍及托幼机构等）应尽早进行终末消毒。

3. 患者的管理　①对饮食行业人员和保育员：每年作一次健康体检，发现肝炎病例立即隔离治疗。肝炎病毒传染性标志阴性者，可恢复原工作。慢性肝炎患者应调离直接接触入口食品和保育工作。②托幼机构儿童肝炎患者：甲型和戊型肝炎的观察期限为45d，乙型、丙型和丁型肝炎暂定为60d，对符合出院标准的肝炎患者，尚需继续观察1个月，并需持医院出院证明方可回所（园）。③献血员应在每次献血前进行体格检查，检测谷丙转氨酶（ALT）、HBsAg和抗-HCV，凡ALT异常和/或HBsAg、抗-HCV阳性者不得献血。④HBsAg携带者要注意个人卫生、经期卫生及行业卫生，牙刷、盥洗用具应与健康人分开。

4. 加强管理　①加强饮食、饮水、环境卫生管理：要加强生食水产品的卫生监督，加强对产地水域的卫生防护，防止被粪便和生活污水污染。医疗单位中的粪便及污水须经消毒处理后，方可排入下水道，废弃物应及时焚毁。②托幼机构要建立切实可行的卫生制度，严格执行对食具及便器的消毒制度，儿童实行一人一巾一杯制。③各种医疗器械及用具应实行一人一用一消毒（如采血针、针灸针、手术器械、划痕针、探针、各种内镜等），尤其应严格对带血污染物的消毒处理。对血透析病房应加强卫生管理。④产房所有器械要严格消毒。对HBsAg阳性的孕妇所生婴儿，用乙型肝炎疫苗预防；要做好生物制品的HBsAg和抗-HCV检测工作，阳性制品不得出售和使用。

5. 预防接种　接种乙肝疫苗是我国预防和控制乙型肝炎流行的最关键的措施。对于一般易感者，乙肝疫苗接种普遍采用0、1、6个月的接种程序，全程接种乙肝疫苗后，80%～95%的人群可产生免疫能力，保护效果可持续20年以上。医务人员、经常接触血液的人员、托幼机构工作人员、经常接受输血或血液制品者、乙肝病毒表面抗原阳性者的家庭成员等也应接种乙肝疫苗。

三、病毒性肝炎的社区护理与管理

（一）家庭护理

1. 休息与活动　在肝炎症状明显期，应卧床休息。恢复期逐渐增加活动，初起活动时，可在室内散步，如症状好转，体力增加，可逐渐扩大活动范围、延长活动时间。慢性肝炎活动期应适当休息，病情好转后应注意劳逸结合。保持清洁、安静、空气新鲜、舒适的休息环境。

2. 隔离与消毒　家中有患急性肝炎患者时，首先，应设法让患者及早去医院隔离治疗。暂时需要留家治疗的也要做好消毒隔离工作。在起病后3周内患者的活动范围应受到限制，由专人负责照顾患者，每次接触后用5%碘伏浸泡消毒手2min，然后用流水冲洗、擦干。其次，患者在家中隔离，要与家人分开吃饭，吃剩的食物不能再给别人吃。患者使用的日常用具都要和健康人分开。用后要严格消毒。再次，家具、门把手等，每天可用0.5%过氧乙酸或2%的含氯消毒剂消毒。家庭中的其他成员，应在患者隔离后观察45d，留家患者的家庭成员则为75d。在观察期间要注意有无急性肝炎早期症状。一旦发现，应立即到医院就诊治疗。

3. 饮食护理　合理安排患者饮食，少量多餐。急性期应以流食或半流食、易消化的食物为主，患者多有厌油症状，不宜进食油腻食物。保证水分的供给，以利于利尿排黄，并保证热量的供给，恢复期患者的饮食应根据患者的饮食习惯加以调剂，适当增加蛋白质和维生素，蛋白质的补充按1.5～1.8g/（kg·d），脂肪不用严格控制可根据患者的食欲和消化功能决定脂肪的摄入量。各型肝炎患者均应戒烟和禁饮酒。

4. 用药护理　按医嘱使用抗病毒药物时，应注意剂量和疗程，观察疗效和不良反应，如使用干扰素要向患者解释治疗的目的和注意事项。

5. 心理护理　向患者及家属解释疾病的特点、隔离的意义和预后，给予患者精神上的安慰和支持，还需与其家属取得联系，使其消除对肝炎患者和传染性的恐惧。使其保持良好的心情，建立战胜疾病的信心。

（二）社区管理

1. 控制传染源　对患者做到"五早"即早发现、早诊断、早报告、早隔离、早治疗。严格消毒患者居住环境及其排泄物，针对不同人群进行管理。为从事餐饮业的人员、儿童保育员等定期检查身体和肝功能，或要求他们定期去指定的医疗机构进行体格检查，以早期发现问题。如已患肝炎，则必须暂调工作。对献血员应详细检查，询问过去病史，身体检查、肝功能检查。患过病毒性肝炎者不宜做献血员，还应避免采用来自多人的血液和血浆，以减少患病机会。发现患者后对患者的隔离期限从发病之日起至少1个月。急性期患者使用自己的食具、水杯，不与他人混用，定期煮沸消毒15～30分钟。对与患者接触者进行6周的医学观察。

2. 切断传播途径　利用各种宣传工具广泛开展卫生宣传教育，提高个人卫生水平。勤洗手，保持餐具的清洁，定期煮沸消毒。生活用品如毛巾、牙具、脸盆、餐具等应一人一份，避免相互感染的机会。室内经常通风，保持空气的清新。加强饮食、饮水、环境卫生管理，饮食行业及集体单位的饮食卫生，如工厂、农场、学校、幼儿园、建筑工地等，医院和社区卫生服务中心（站）做好隔离消毒工作。中小学校应供应开水，学生自带水杯。防止医源性传播，各种医疗及预防注射住院患者的排泄物可由医院的污水处理系统处理，没有条件或居家患者的粪便、呕吐物、尿及鼻咽分泌物应放在有消毒剂（5% 漂白粉）的有盖容器中浸泡约 1h 后，再倾倒入污水处理系统中。防止母婴垂直传播。

3. 保护易感人群　积极开展疫苗的接种。

（1）甲型肝炎疫苗：主要用于幼儿、学龄前儿童及其他高危人群。

（2）人血丙种免疫球蛋白：主要用于接种甲型肝炎患者的易感儿童。注射时间越早越好，不宜超过接触后 14 天。

（3）乙型肝炎免疫球蛋白：主要用于阻断母婴垂直传播。还可以用于意外事故的被动免疫。

（4）乙型肝炎疫苗：主要用于阻断母婴垂直传播和新生儿预防、高危人群、学龄前和学龄儿童。

第四节　艾滋病患者的护理与管理

我国艾滋病的流行具有四大特点：艾滋病流行波及范围广，面临艾滋病发病死亡高峰，疫情从高危人群向一般人群传播，艾滋病流行的危险因素广泛存在。艾滋病的流行不仅给人民群众的健康带来了危害，也给社会经济带来了极大的影响，目前已成为我国的主要公共卫生问题之一。艾滋病目前无根治的方法，只能是减轻症状、延缓病程、改善和提高生活质量等方面对患者实施治疗和护理。艾滋病预防最现实、最有效的办法就是阻断 HIV 三大途径传播。

一、艾滋病的概述

（一）概念及临床分型

艾滋病又称获得性免疫缺陷综合征（acquired immunodeficiency syndrome，AIDS），是因感染人类免疫缺陷病毒（human immunodeficiency virus，HIV）后引起的一种致死性慢性传染病。病毒主要侵犯和破坏人体的辅助性 T 淋巴细胞，导致机体细胞免疫功能严重缺损，最终并发各种严重机会性感染和肿瘤。艾滋病根据临床表现可分为 4 期。

1. 急性感染期（I期）　人体感染 HIV 后，感冒症状、发热、腹泻、关节及全身痛、淋巴结肿大，此属非特异性表现。可发生在感染后 12 周内，也可长达 6 个月。此症状约数天到 2 周后消失，患者转入无症状感染期。血清抗体呈阴性，HIV 数量极高，传染性极强。这段时期又称为窗口期。

2. 无症状感染期（Ⅱ期） 感染者无任何临床症状，血液中能检测到 HIV，血清 HIV 抗体检查呈阳性反应，此期可持续 2～10 年或更长，平均 5 年，被称为 HIV 感染者或 HIV 携带者。

3. 艾滋病前期（Ⅲ期） 又称持续性全身淋巴结肿大期。本期浅表淋巴结肿大，至少持续 3 个月以上。除腹股沟淋巴结外，其他部位两处或两处以上淋巴结肿大，其直径大于 1cm，一般能自由活动、无压痛、无粘连，部分淋巴结肿大 1 年后可缩小、消失或重新出现。活检多为反应性增生。

4. 艾滋病期（Ⅳ期） 本期可有 5 种临床表现：①非特异性的全身症状：如持续 1 个月以上的发热、腹泻、体重减轻 10% 以上，而找不到其他原因；②神经系统症状：如进行性痴呆、癫痫、脊髓病、末梢神经病变，找不到其他原因；③严重机会性感染：如单纯疱疹病毒、结核分枝杆菌感染、卡氏肺囊虫肺炎、慢性隐孢子虫病、弓形虫病、念珠菌病、隐球菌病、巨细胞病毒感染等；④继发性肿瘤：如卡波西肉瘤、非霍奇金淋巴瘤等；⑤免疫缺陷继发的其他感染：如慢性淋巴性间质性肺炎等。

（二）流行病学特点

1. 传染源 病原体 HIV 是单链 RNA 病毒，属于逆转录病毒科、慢性病毒亚科。HIV 分为 HIV-1 型和 HIV-2 型，世界各地的 AIDS 主要由 HIV-1 型引起，HIV-2 型在西非呈地方性流行。HIV 对外界抵抗力弱，尤其对热敏感，56℃ 30 分钟或巴氏消毒均可使其灭活；常用消毒剂均可杀灭 HIV，能被 0.2% 的次氯酸钠、2% 的戊二醛、75% 乙醇及漂白粉灭活。但对 0.1% 的福尔马林、紫外线和电离辐射不敏感。

2. 传播途径 HIV 存在于患者的血液、精液和阴道分泌物中，唾液、眼泪和乳汁等体液也含有病毒。HIV 携带者和患者是主要的传染源。艾滋病目前公认的传播途径主要是性接触、经血传播和母婴传播。

（1）性接触传播：是本病的主要传播途径。同性恋和异性恋，尤其是多个性伙伴者可互相传播。

（2）经血传播：静脉滥用毒品是我国 HIV 传播的主要原因，主要是因为多次反复共用污染的注射器导致的感染。其次还包括输入被 HIV 污染的血液、血制品。

（3）母婴传播：感染 HIV 的母亲所生新生儿约 1/2 出生时被感染。多在分娩过程中感染；也可通过胎盘或产后哺乳感染。

3. 人群易感性 人普遍易感，但多发生在 20～49 岁的青壮年，近来也报告不少儿童患病。同性恋者、性乱交者、静脉药瘾者、接受输血及血制品治疗者为本病的高危人群。

二、艾滋病的防控措施

目前，世界各国把预防艾滋病作为控制其发展的关键。制定了相应的规划与措施，总方针是：健全机构，发展监测计划，阻断艾滋病的传播。控制艾滋病最有效的办法就是预防，健康教育与健康促进是预防艾滋病性病的最有效的手段。

艾滋病的防治措施如下：

1. 洁身自爱、遵守性道德是预防经性途径传染艾滋病的根本措施。进行婚前健康检查。

2. 不轻易接受输血和血制品，如必须使用，要求医院提供经艾滋病病毒检测合格的血液和血制品。

3. 不与他人共用针头、针管、纱布、药棉等用具。

4. 正确使用安全套能减少感染艾滋病、性病的危险。

5. 不与他人共用有可能刺破皮肤的用具，如牙刷、刮脸刀和电动剃须刀。

6. 不以任何方式吸毒，有毒瘾者暂未戒除前切勿与他人共用注射器。

7. 患艾滋病的妇女应避免妊娠，以免传给胎儿。

8. 避免接触艾滋患者的分泌物及排泻物，与艾滋患者有密切接触者，必须做好防护消毒工作。

关心、帮助和不歧视艾滋病患者及艾滋病病毒感染者是预防与控制艾滋病重要组成部分；鼓励他们采取积极的生活态度、改变高危行为、配合治疗。目前仍缺乏根治 HIV 感染的药物，多采用综合治疗包括心理治疗、抗 HIV 治疗、预防和治疗机会性感染、支持疗法等，其中以抗病毒治疗最为关键。

目前抗 HIV 的药物可分为三大类：①核苷类似物反转录酶抑制剂：此类药物能选择性与 HIV 反转录酶结合，并掺入正在延长的链中，使 DNA 链中止，起到抑制 HIV 复制和转录的作用。②非核苷类似物反转录酶抑制剂：其主要作用于 HIV 反转录酶，使其失去活性，从而抑制 HIV 复制。③蛋白酶抑制剂：抑制蛋白质，阻断 HIV 复制和成熟过程中所必需的蛋白合成，从而抑制 HIV 复制。

三、艾滋病患者的社区护理与管理

（一）家庭护理

1. 隔离　艾滋病患者应在执行血液隔离的同时实施保护性隔离，遵医嘱给予预防性治疗。

2. 饮食护理　应给予高热量、高蛋白、高维生素、易消化饮食，增强机体抗病能力。少食多餐，促进患者食欲。鼓励患者多饮水或摄入果汁等。不能进食、吞咽困难者予鼻饲。必要时静脉补充营养和水分。

3. 生活护理　加强口腔护理和皮肤护理，减轻口腔、外阴真菌、病毒等感染引起的不适。

4. 观察病情　注意有无肺、胃肠、中枢神经系统、皮肤黏膜等感染的相应表现，以便早发现、早治疗。

5. 用药护理　观察抗病毒药物的疗效和不良反应。用药期间定期检查血象、肝肾功能检查。及时发现药物的不良反应，应调整用药。

6. 提供支持与关怀　为 HIV 感染者及 AIDS 患者提供支持与关怀，对满足受感染者及其家庭的需要提供了有效的帮助，如姑息性关怀、家庭关怀、心理支持。姑息性关怀可给予各期 HIV 感染者及临终患者，以控制症状，缓解痛苦，提高生活质量。HIV 感染者或 AIDS 患者在家中与家人和亲友在一起，可以避免孤立，家庭照顾还可以唤起家庭及社区对 HIV 的警觉，节省资金，也促使家庭寻求、咨询避免感染的方法。HIV 感染者及 AIDS 患者常会出现复杂的心理压抑，提供的心理支持可在很大程度上帮助感染者个人、家庭面对担心和害怕的情绪鼓励将实情告诉有关人员及性伴。

（二）社区管理

1. 控制传染源　应进行定期或不定期的访视及医学观察。

2. 切断传播途径

（1）预防血液和医源性传播。

（2）预防通过性接触感染。

（3）预防母婴垂直传播。

（4）同伴教育：同伴教育的本质特征为教育者与被教育者是有信任感的同龄伙伴关系，而非师生关系，因而通过交流，相互分享生活中有用的经验和信息。同伴教育在使人们形成正确的知识、态度、行为方面发挥着作用。

（5）远离毒品：吸毒不仅严重危害吸毒者自己的健康和生命，也危害家庭和社会。

3. 保护易感人群

（1）指导人群严格婚前检查，限制感染者生育。

（2）加强高危人群的管理与检测。

（3）提倡不与他人共用牙刷、剃须刀，避免使用能刺破皮肤的公用工具。

第七章　社区灾害护理与临终关怀

第一节　社区灾害护理

一、社区灾害的概述

（一）灾害及其相关概念

1. 灾害　世界卫生组织将灾害的定义为："是指任何能引起设施破坏、经济严重受损、人员伤亡、健康状况及社区服务恶化的事件，当其破坏力超过了所发生的地区所能承受的程度而不得不向该地区以外的地区求援时，就可以认为灾害发生了。"社区灾害是指在社区发生的，所有危急人们生命安全或导致人员伤亡的突发灾难性事件。

2. 灾害医学　又称灾害救援医学，是研究各种灾害条件下，为受灾伤员实施紧急医学救治、疾病防治和卫生保障的一门学科，涉及预警、防范、检测、诊断、防护、现场救治与后送、院内救治、康复及心理干预等各方面，因此它既有急救医学的部分，又包含灾后恢复与重建的重要内容。

3. 灾害护理学　是研究灾害条件下实施紧急护理救援、疾病防治和卫生保障的一门学科，是为受灾的伤病员提供预防、救治护理、康复等卫生服务的科学。灾害护理一般分为准备阶段、应对阶段、恢复阶段的护理，对灾害的不同阶段进行针对性管理，尽可能减少灾难危害程度，并有助于灾害的重建工作。

（二）社区灾害的分类

对于灾害的分类，根据不同的研究对象和目的，有以下几种分类方法。

1. 按灾害发生的原因分类　可分为自然灾害和人为灾害（又称技术性灾害）。

（1）自然灾害：如地震、洪水、台风、涝灾、泥石流等。

（2）人为灾害：交通事故、传染病传播、战争、恐怖活动、建筑物倒塌、矿难等。

2. 按灾害反应规模分类　可分为一级灾害、二级灾害、三级灾害。

（1）一级灾害：利用受灾地区内部资源即可恢复原状的灾害。

（2）二级灾害：需要邻近地区支援才能恢复的灾害。

（3）三级灾害：需要国家之间大规模救助的灾害。

3. 按灾害发生的先后顺序分类 可分为原生灾害、次生灾害和衍生灾害。

（1）原生灾害：即始发或原发的灾害，如火山爆发。

（2）次生灾害：原生灾害诱发的灾害，如火山爆发引起火灾。

（3）衍生灾害：由原生和次生灾害所衍生出来较为间接的灾害，如火山爆发后对天气趋势和气候的影响。

（三）社区灾害救援中护理人员的角色及能力要求

1. 护理人员的角色 随着灾害医学的深入研究，学者们越来越认识到无论是在灾前备灾、现场急救与转运、远期康复等方面护理人员都发挥着重要作用，护理工作是紧急医疗救援的重要内容，也是灾前备灾的重要工作。护理人员在灾害救援中的角色主要如下。

（1）灾前备灾时的教育者：护理人员深入社区、家庭，通过健康讲座、宣传栏等多种形式，向居民宣传减灾救灾的知识，举行实战演练，提高居民自救、互救的能力。

（2）灾害发生时的紧急救援者：护理人员是灾害救援全程参与者，社区护士往往是最早到达灾害现场的医务人员之一。灾害现场护理人员协同医生进行伤情判断及现场急救，安排转运患者，还要对灾区居民进行疾病预防宣教，承担传染病防治和心理疏导等工作。

（3）受灾人员的一线照护者：受灾者转运至医院，急诊科、ICU病房、手术室、专科病房等科室的护理人员是受灾人员一线照护者，是患者接触最多的医务人员。

（4）在灾后重建中扮演多重角色：灾后重建是一个漫长过程，社区护士扮演者护理者、教育者、管理者、联络员等多重角色，工作内容涉及疾病防治、健康促进、信息沟通与分享、备灾教育、心理干预，以及个人、家庭、社区健康问题的管理。

2. 护理人员的能力 要求灾区救灾人员需具备以下几个方面的能力。

（1）制订科学的、综合的、相互协调的护理计划的能力：在灾害环境中，制订护理计划要充分考虑洁净水、饮食、适宜住处、环境卫生、通信及交通等因素，要和有关部门加强合作。

（2）有较强的组织管理能力：平时能充分发挥群众积极性，鼓励他们参加救灾知识与技能的教育，针对居民组织各种形式的灾害安全教育，提高居民自救、互救能力。

（3）具备灾害现场救护的能力：灾害救援时，护士反应敏捷、判断准确、处置迅速，正确实施如心肺复苏、止血、伤口包扎、固定、搬运等急救技术，正确使用和维护急救仪器，如AED、监护仪等。

（4）提供心理护理的能力：能为灾区居民和救援人员提供心理支持。

（5）能提供灾害重建期护理的能力：能在灾害重建期熟练进行如传染病预防等灾害护理工作。

二、社区灾害现场的应对护理

应对阶段主要是指灾害发生后 48 小时内，社区护理人员往往是第一批到达现场参与灾害救护救援人员，应及时评估社区灾情，受灾人群情况，存在的安全隐患，开展现场搜救、检伤分类、现场紧急救援、伤病员转运、心理干预等工作。

社区灾难现场应对护理的总任务是采取及时有效的急救措施和技术，合理配置有限的医疗资源，最大限度地减少患者的疾苦，降低致残率，减少死亡率，为医院抢救打好基础。

（一）具体的要求

1. 听从指挥　参加大型灾难性事故救援的医护人员要服从命令，听从指挥。

2. 检伤分类　迅速、准确地对评估伤员身体状况紧急与严重程度，以及多位伤员处理的优先顺序，目的是合理利用有限的医疗资源，在最短的时间内尽可能多地抢救伤病员。

3. 救助生命　首先要挽救生命，然后再进行其他救治。如遇有心跳呼吸骤停又有骨折者，应该先复苏后固定；遇到有大出血又有创口的患者，应该先止血后包扎；遇到垂危病员和较轻患者时，应该先重症后轻伤。

4. 就地抢救　对于急性危重症或严重损伤，如急性心肌梗死合并致命心律失常、脊柱脊髓损伤等，应该就地抢救。如在火灾、塌方、毒气泄漏等事故现场，则应该立即将患者脱离危险环境，再进行抢救。

5. 对症处理　急救病情急促、危重、复杂，无充足时间和良好的条件，要做出明确的医疗诊断非常困难，因此，首要是对症治疗，帮助患者渡过险关，为院内后续救治赢得时间。

6. 寻求援助　遇到有成批患者时，急救与呼救应同时进行，应及时向急救中心呼救，激活 EMSS 系统，尽快地争取到急救外援。

7. 适时转运　一般病情经抢救，生命体征相对稳定后，方可转运。

8. 转运监护　在送患者到医院途中，病情仍然随时可能发生意想不到的变化，必须严密监控病情变化，持续抢救措施，少颠簸，注意保暖，平安到达目的地。

（二）现场搜救的护理配合

现场搜救是通过搜索定位，如人工搜索、搜救犬搜索和仪器搜索等，寻找埋压人员，准确判断其位置并实施营救的过程。在搜救现场，大量伤员需要输液、吸氧、监护、心理干预及转运等处理，都需要护理人员的参与。现场的伤员大多数都表现出恐惧、焦虑、精神失常等心理创伤症状，此时女性护理人员特有的温柔和爱心更容易安抚患者情绪。

（三）检伤分类

检伤分类实际就是在有限的医疗资源与伤病员医疗需求之间存在矛盾时，由专业人员采用正确的分类体系评估伤病员的需求，结合资源现状，为其制定出行之有效的救治计划。原则上要求1分钟内完成对一个伤病员的检伤分类。

1. 检伤分类标志　就是通过某种标准对伤病员进行分类，并用醒目的危重级别标识进行标记，使医务人员能够直观快捷识别病员的危重级别，从而针对性地实施救治。国际上习惯用不同颜色对伤员进行标记。

（1）红色：非常紧急，患者生命征不稳定，生命有危险，需要第一优先处置。

（2）黄色：紧急，患者生命征稳定，但有潜在的生命危险，需要第二优先处置。

（3）绿色：不紧急，患者伤情比较轻，无生命危险，一般无须入院救治。

（4）黑色：无生命迹象，已死亡者。

2. 检伤分类体系　一个理想的分类体系应具有以下特点：①简单；②无须借助仪器设备；③不需要明确诊断；④易学易用。目前世界上运用最广的简单的是START（simple triage and rapid treatment）体系，S：简单；T：类选；A：和；R：迅速；T：救护，它只需要收集伤病员呼吸、脉搏、意识三个方面的信息就可以在1分钟内完成分类。实施步骤如下：

（四）灾害现场紧急救护

现场救护的目的是挽救生命，避免损伤加重，迅速转运，让患者活着到医院接受进一步救治。不同的灾害涉及的伤病类型有共性也有特异性，因此某种急救技能在相应的灾害类型中使用频率会相对高一点。例如地震现场创伤类的伤员占大部分，因此创伤生命支持技术使用的频率更高，但这不意味不同灾害现场所需要的急救技能截然不同，实际上灾害现场的紧急救护是众多急救技能的综合灵活运用，常用的急救技能有：心肺脑复苏、保持气道通畅、提供有效呼吸，维持循环功能、止血、包扎、固定等。

（五）灾害现场伤病员的转运

经过检伤分类及现场急救后，应迅速、平稳、安全、有监护地将伤病员转运到相关医院进一步治疗。灾害现场往往面临批量伤病员转运的任务，这不是简单的伤员分流和运送，必须有良好的组织、合理的阶梯转送方案、准确的伤病员信息沟通，以及专业的转送照护。转运过程中，护士需承担伤员病情观察、安全保障，以及必要的治疗配合，如：建立静脉通路、输液等工作。常见的转运方式有以下几种。

1. 担架转运　最常见，有设备要求低、机动性好，不受地形限制等优点，但是对人员体力要求高，速度慢，是不适合长途转运。

2. 汽车转运　是目前极为普遍的转运方式，转运速度快，适合中短途转运。

3. 飞机转运　是目前大型灾害救援中使用到越来越多的转运方式，具有速度快、平稳、效率高等优点，但需要的硬件条件高。

4. 火车转运　较为舒适平稳，转运速度快，但受多种因素限制，常只能作为伤病员从第一现场转运出来后的后续转运的方式。

5. 轮船转运　较平稳，但受风浪影响大，且速度慢。

三、社区灾害重建期的护理

（一）社区灾害常见健康问题

灾害发生后，受灾居民会经历亲人伤亡，或自身也承受伤害会出现不同程度的情绪反应和躯体症状，常见的情绪反应有：

1. 害怕担心灾难再次发生；害怕剩下自己一个人；害怕自己或亲人受伤害等。

2. 无助感觉得人很脆弱，不堪一击；感觉前途渺茫。

3. 悲伤、罪恶感自责没有能力救家人；为亲人的伤亡悲伤。

4. 愤怒埋怨救援不及时；抱怨上天的不公平。

5. 重复回忆一直想着逝去的亲人，无法自拔。

6. 失望盼望奇迹出现，却一次次失望。

伴随着情绪反应，受灾者还会出现疲倦、睡眠障碍、眩晕眼花、胸闷、呕吐和腹泻、心悸、月经失调等躯体症状。此外，灾害现场所有人员包括医护人员，均会承受较大的心理冲击，加之超负荷的工作和强烈的责任感，成为典型的“第二受害者”，出现躯体症状和认知、情绪、行为等方面的障碍。

（二）灾害重建期护理措施

1. 为受灾者提供以家庭为单位的、连续性、综合性服务　重建期社区护士要充分发挥社区卫生服务的特点，为受灾人群积极开展以家庭为单位的服务。通过社区巡视、家访等方式持续性关注受灾者及其家庭，识别他们的需要和潜在的各种健康问题，及时地给予家庭咨询、心理护理、护理干预等措施。服务通常涉及生理、心理、社会3个层次，内容包括伤病照护、卫生宣教、临时安置点个人隐私的保护、临时住宅的布置、饮用水和食物的供给及分配、心理疏导等。

2. 公共卫生管理及传染病预防　灾害发生后往往生态环境遭到破坏，房屋倒塌、人畜伤亡、水源和食物污染、大量昆虫滋生，加上生活条件变差和人员劳累，为传染病的发生和传播提供了有利条件，因此社区内及时建立有效的防疫体系非常重要。社区护士需要在社区范围内开展健康教育，督促灾民注意饮食与居住卫生；为高危人群进行相对应的疫苗接种；出现高热或腹泻等可疑传染性疾病患者，应及时报告有关部门；协助卫生防疫人员，早期识别与监控潜在的传染性和感染性疾病暴发事件；对经历洪涝灾害的地区及害虫滋生地随时进行消毒；为生活在受灾区域的居民提供安全饮用水。

3. 心理干预早期　积极开展心理干预，对灾害的救援的最终成效意义重大。

（1）心理干预的对象：灾害中各种各样的负性刺激广泛影响到与灾害直接或间接相关的人群，这些民众都可能产生各种心理问题。

1）受灾人群：灾害中受灾人群遭受财产损失、自身伤病，甚至失去亲人，其心理受到严重打击，该群体是心理干预的首要目标人群。

2）受灾人群中陪护人员：陪护人员是受灾人员的生理依靠、情感依靠、社会依靠，他们间接体验受灾人群的痛苦，也容易产生心理问题。

3）现场救援人员：他们肩负着抗灾救人的重要使命，一举一动都关系到受灾人群的希望，可以说他们承受着巨大的心理压力。艰苦的工作环境、救援的紧迫性，随时随地可见的"生死离别"的惨剧，无时无刻在挑战救援人员的承受能力。因此，现场救援人员的心理健康必须得到重视。

（2）常见的心理问题：在灾害环境下，受波及的人群场场出现恐惧与焦虑、孤独与无助、悲伤和内疚，甚至会出现严重的应急障碍，如急性应激反应（acute stress disorder，ASD）和创伤后应激障碍（post-traumatic stress disorder，PTSD），需要针对性地进行心理干预。

（3）心理干预措施：本质上是属于支持性心理治疗，是为了解决或改善当事人的困境而实施的，已解决问题为主要目标。灾害心理干预应和整体救灾工作结合，针对不同需要的受灾人群实施分类干预，针对护理对象提出的当前问题提供个体化帮助。

1）评估心理问题，制订干预方案：通过专业评估，了解目标人群的心理状态和反应，制订相应的干预方案。

2）实施心理干预

①通过沟通建立信任：护士和目标人群或个体保持密切接触，通过交流，鼓励其倾诉，向其表示关心和理解，建立相互之间的信任。

②提供应对技巧：通过倾听，护士针对性的对干预对象提出的问题提供应对的技巧和指导，帮助其以一种积极的态度，适当的方式应对心理创伤。

③提供社会支持：护士动员社区资源和家庭资源为干预对象提供社会支持，帮助他们重新建立生活信心。

④必要时适当的药物治疗：对有严重应急障碍者，在医生指导下，给予适当的药物进行针对性治疗。

3）评价干预效果，改进干预措施：在干预过程中，还是要通过观察、访谈、量表使用等方式进行干预效果评价，根据结果不断调整干预方案。

第二节　社区临终关怀

一、概述

伴随着社会的进步，"死亡"作为生命的结束阶段、"临终"作为每个人必须经历的阶段越来越受到人们的重视。随之而来的便是如何提供"临终护理"或"临终关怀"，尤其是在人们熟悉、方便的生活环境——社区、家庭，如何提供"临终关怀"更加受到关注。

（一）概念

1. 临终是人体功能趋于衰竭，体力、食欲及知觉出现衰退，显示生命活动即将终止或临近死亡，是生命活动的最后阶段。

2. 临终患者　关于临终的时间界定，目前国际上尚无统一标准。多数国家将患有在医学上已经判明在当前医学技术水平条件下治愈无望的疾病，估计存活期在3～6个月的患者界定为临终患者，我国一般将存活期在3个月以内的患者界定为临终患者。

3. 临终关怀　临终关怀（hospice care）一词源于英文，现代的临终关怀是指社会各层次（医生、护士、社会工作者以及政府和慈善团体人士等）对向临终患者及其家属提供包括生理、心理、社会等方面的综合性支持和照料，其目的在于提高临终患者生活质量，减轻痛苦，让他安详辞世，并使家属身心健康得到维护。

（二）临终关怀的目标及原则

通过临终关怀，使临终患者在无痛、舒适、尊严的状态下度过生命的最后阶段，而不是一味乞求延长他们痛苦状态下的生命；同时使临终患者家属的身心健康不因亲人的去世而受到影响。

1. 目标　临终关怀的宗旨是提高临终患者的生活质量，维护临终患者家属的身心健康。主要的目标为：缓解疼痛，减轻其他痛苦症状；正视死亡，将死亡当成生命的一部分；不改变死亡的进程；全方位照护，支持患者安详度过生命最后一刻；帮助家属度过悲伤期。

2. 原则

（1）照护为主对于临终患者，应以加强全面护理为主，从而达到减轻痛苦，提高生命质量的目的。

（2）注重心理针对临终患者的特殊心理活动，提供相应的心理护理服务是临终关怀的重要内容之一。

（3）适当治疗临终患者的治疗应在尊重生命和死亡自然过程的基础上，不以盲目地延长生命为目的，而以解除痛苦、姑息治疗为主。

（4）关心家属临终关怀的对象不仅局限于临终患者，还包括理解、支持、安慰临终患者的家属，确保他们安全度过居丧期。

二、临终患者的关怀内容及措施

（一）疼痛的控制

疼痛往往是大多数临终患者的主要临床表现，也是影响临终患者生命质量的主要因素，因此，有效地控制疼痛是提高临终患者生活质量的重要途径，也是临终关怀的主要内容之一。

1. 疼痛的分级　根据 WHO 的疼痛分级标准，疼痛分为四级：

0 级：无痛

1 级：有疼痛，不严重，可以忍受，不影响睡眠。

2 级：疼痛明显，无法忍受，影响睡眠。

3 级：疼痛剧烈，无法忍受，严重影响日常生活。

2. 控制疼痛的方法　根据患者疼痛评定的结果，可选择药物镇痛或非药物镇痛方法。

（1）药物镇痛：根据世界卫生组织推荐的"三级阶梯药物镇痛方案"，可针对疼痛的等级，分别采用非麻醉、弱麻醉及强麻醉止痛药物。

（2）非药物镇痛：常用的非药物镇痛方法包括：松弛疗法、音乐疗法及神经阻滞疗法等。

3. 疼痛控制的原则　在为临终患者实施疼痛控制时，应遵循以下 4 项原则。

（1）以提高临终患者生活质量为宗旨，尽可能将疼痛控制在 0～1 级。

（2）根据患者个体的差异、疼痛的部位、等级，确定镇痛方案。

（3）采用药物镇痛时，应严格遵循疼痛药物治疗的基本要求，如给药途径、剂量和时间等。

（4）密切观察患者病情的发展，根据患者疼痛的程度，及时调整镇痛方案。

（二）生活护理

临终患者的生活护理是维护其生命质量的重要措施之一。社区护士可通过提供以下6项生活护理措施，满足临终患者的生活需求，维持其生命质量。

1. 观察病情　密切观察病情变化、生命体征及尿量的变化，并及时、准确记录，备齐各种抢救用品。

2. 维持能量　供应针对患者的病情，以有效方式，补充适当高热量、高蛋白饮食，维持临终患者的机体抵抗力。

3. 维持呼吸功能　及时清除呼吸道、口腔分泌物，采取适当体位，保持呼吸畅通；必要时给予氧气吸入。

4. 维持排泄功能　及时处理尿潴留、便秘，以减轻患者痛苦。

5. 做好皮肤护理　在保持皮肤清洁、干燥的基础上，做好口腔护理，预防褥疮的发生。

6. 保障充足休息　根据患者的习惯和愿望，安排好患者的休息，保证充足睡眠。

（三）心理护理

针对临终患者不同心理发展阶段的特点，社区护理人员应配合家属或照顾者从以下几个方面提供心理护理。

1. 根据患者的接受能力，逐步将病情告知患者。

2. 充分理解患者，原谅患者的一些言行。

3. 引导、倾听患者诉说忧伤。

4. 鼓励、支持患者战胜死亡的恐惧。

5. 关注患者心理的变化，防止自伤等意外的发生。

三、临终患者家属关怀

（一）临终患者家属的反应

患者临终过程中，家属也会经历否认期、愤怒期、协议期、抑郁期、接受期等心理反应阶段，临终患者给家属带来了生理、心理、社会等方面的压力，是家属重大的心理应激源。

1. 临终者家属的变化及需求　面对临终患者，家庭成员面临着家庭角色和社会角色的冲突，他们会推迟或放弃某个社会角色，如推迟婚期、弃学就业等以缓解家庭压力；家庭将重新调整家庭角色，如慈母兼严父、长兄如父等以保证家庭稳定；成员精神、躯体、经济方面压力增加，社会互动减少，沉浸于紧张氛围不得松弛。有学者认为临终者家属有以下七大需求：

（1）了解临终者病情、照顾等问题。

（2）了解临终关怀小组中谁会照顾临终者。

（3）参与临终者日常照顾。

（4）知道确保临终者受临终关怀小组的良好照顾。

（5）得到关怀和支持。

（6）了解临终者死后相关事宜。

（7）了解可利用的相关资源。

2. 居丧阶段　丧亲者是指死者家属，主要是指失去父母、配偶、子女者。失去亲人是人生最痛苦的体验，也是最强烈的应激事件，直接影响到丧亲者的身心健康。丧亲者主要的身心变化可分为 4 个阶段：

（1）震惊与不相信：这是一种防御机制，丧亲者在葬礼期间表现为震惊、难以接受事实，在急性死亡事件中最明显。

（2）觉察：意识到亲人确实死亡，极为痛苦，心怀悔恨。哭泣是此期主要特征。

（3）消沉：家庭成员解散后，生活恢复平静，表现为孤单、抑郁、无助，丧失生存愿望与人生信念。

（4）释怀：表现为接受现实，萌生希望，开始新生活。

丧亲者心理反应阶段持续时间不定，一般约 1 年时间。心理反应程度及悲伤过程也因人而异，受对死者依赖程度、死者的家庭身份、社会支持系统和失去亲人后生活改变程度等因素影响。

（二）临终患者家属关怀内容及措施

家属是临终患者的精神支柱、直接的照顾者和安慰者。面对临终的亲人，家属将承受较大的心理、精神压力；照顾临终的亲人，家属将产生急躁、悲观、厌烦的情绪；而家属的言行、表情将不仅直接影响临终患者的生活质量，还会引发家庭危机、家庭成员的身心健康问题。因此，临终患者的不同阶段，其家属将承受不同的压力，需要相应的理解、安慰和指导。

1. 帮助家属尽快接受事实　当初次面对亲人"临终"的事实时，家属往往与患者本人的感觉、反应相似，拒绝或害怕面对现实。社区护士应在同情、理解的基础上，首先耐心、细致地做好家属的思想工作，使家属尽快接受现实，从而为共同做好患者的心理工作奠定基础。

2. 指导家属正确照顾患者 家属或照顾者是社区临终患者最主要的、最密切的关怀、服务者。因此，社区护士在向临终患者提供直接服务的同时，必须指导家属或照顾者掌握正确照顾、护理、安慰患者的方法，以保证满足患者舒适的需求，最大限度地维持患者的生命质量。

3. 协助家属做好善后 当患者去世后，社区护士应在尊重家属意愿的前提下，帮助家属妥善处理好各项善后工作，尽量使家属减少遗憾、减轻悲伤。

4. 引导家属安全度过居丧期 针对不同家庭、不同家属的特点，社区护士应在居丧期内定期走访家属，了解他们身心状况，进一步做好心理安慰工作，确保他们安全度过居丧期。

第八章　社区养老照护

第一节　社区老年保健

老年保健是指在平等使用卫生资源的基础上，充分利用现有资源，使老年人得到基本的医疗、康复、保健和护理等服务，以维持和促进老年人的健康。

一、社区老年保健的重点人群

社区老年保健以社区全体老年人为对象，包括健康的老年人和患病的老年人，但重点保健服务对象为以下五类人群。

1. 高龄老年人　高龄老年人一般是指75岁以上的老年人，即老年人和非常老的老年人。随着人均寿命的逐渐增长，高龄老年人在老年人群中的比例不断扩大；随着衰老进程的不断加重，高龄老年人的体质更加脆弱；因此，高龄老年人更需要社区保健服务。

2. 独居老年人　独居老年人是指老年人因没有子女或不与子女共同居住的老年人。随着独生子女比例的扩大、养老观念的转变，独居老年人在老年人群中的比例也在逐渐扩大。由于交通等各种不便，他们将更依赖于社区老年保健服务。

3. 疾病恢复期老年人　疾病恢复期老年人包括急、重症恢复期的老年人及需要继续或长期治疗的老年人。这类人群疾病尚未完全治愈，身体状况相对较差，往往渴望社区的指导、教育及帮助。

4. 丧偶老年人　丧偶老年人一般可能独居或与子女共同居住。随着年龄的增长，丧偶老年人的比例不断增加。这类人群往往由于孤独等心理问题引发各种躯体健康问题，社区应针对他们的特点和需求提供相应、及时的保健服务。

5. 精神障碍老年人　精神障碍老年人主要是指老年性痴呆的患者。由于生活自理能力的逐渐丧失、生活规律的紊乱，他们更需要社区的特殊关注、帮助和支持。

二、社区老年保健的内容

针对老年人生理、心理及社会环境的特殊性，老年人健康促进与维护主要通过老年人的自我保健、家庭保健及社区保健共同实现。

1. 自我保健 自我保健是指个人、家庭、邻居、亲友和同事自发的卫生活动，并做出与卫生有关的决定。老年人自我保健主要是指老年人自身提高自我观察、预防、护理及急救的意识和基本技能，从而达到预防疾病、促进和维护健康的目的。①自我观察：老年人应注意自身情况的变化，特别是生命体征的变化，如体温、脉搏、血压等；患慢性病的老年人还应密切观察自身病情的变化，如疼痛的部位、性质的改变等，以防延误病情。②自我预防：老年人应自觉地建立合理的饮食、休息及锻炼等生活方式，保持良好的心理状态，同时应定期进行体格检查。③自我护理：老年人应具备基本的自我照顾、自我调节及自我保护能力。患慢性病的老年人还应掌握基本的自我治疗、护理能力，如安全用药、自我注射胰岛素等。④自我急救：老年人应熟知急救电话号码；外出时应随时携带自制急救卡，包括姓名、血型、主要疾病的诊断、定点医院、联系电话等信息，患有心血管疾病的老年人还应随时携带急救盒，备有硝酸甘油等药物。

2. 家庭保健 家庭保健是指以家庭为单位，以促进家庭及其成员达到最高水平的健康为目的的卫生保健实践活动。家庭是老年人生活的基本环境、是感情的主要依托，老年人健康的促进和维护与家庭密切相连。因此，家庭成员应针对老年人的特点和需求，关心、理解老年人，为老年人营造安全、健康的生活环境。

3. 社区保健 社区保健是指社区卫生服务机构针对社区各类居民的生理、心理特点及需求，提供相应的保健服务，以促进和维护社区人群的健康。社区保健服务是社区卫生服务的重点内容之一，老年人又是社区保健服务的重点人群。因此，针对老年人的生理、心理的特点和需求，提供相应的保健服务是社区卫生服务机构的主要工作。

三、社区老年保健的原则

社区是老年人生活的基本环境。随着独生子女家庭的不断普及，家庭养老功能逐渐减弱，老年人的保健与照顾越来越多地依赖于社区。保健是社区卫生服务的重要内容之一，老年人又属于特殊人群，因此，无论是老年人对社区的需求，还是社区卫生服务的职责和功能，社区老年保健均是社区义不容辞的责任。做好社区老年保健服务工作，是增强老年人自我保健意识，改善老年人健康状况，提高老年人生活质量的有效手段。在提供社区老年保健服务时，应遵循以下原则。

1. 以促进和维护老年人健康为目标 社区老年保健应以最大限度地延长老年人的健康时段及独立自理生活时间，缩短老年人患病时段及依赖他人生活的时间为目标。

2. 以社区老年人群为对象 社区老年保健服务应以社区整体老年人群为对象，

包括健康老年人、患慢性病的老年人和残疾的老年人等。

3. 提供综合性服务　社区老年保健服务应针对老年人的特点和需求，从生理、心理及社会适应3个层次，提供预防、护理、康复、协调等综合性服务。

4. 充分发挥个体和家庭的作用　社区老年保健应以家庭为单位，在充分调动家庭成员积极性的基础上，帮助老年人掌握自我保健的知识、具备自我保健的能力。

四、社区老年保健的策略

总体战略部署是构建完善的多渠道、多层次、全方位的，即包括政府、社区、家庭和个人共同参与的老年保障体系，进一步形成老年人口寿命延长、生活质量提高、人际关系和谐、社会保障有力的健康老龄化社会的老年服务保健网络。根据老年保健目标，针对老年人的特点和权益，可将我国的老年保健策略归纳为"老有所养""老有所医""老有所为""老有所学""老有所乐"。

第二节　老年人社区心理健康服务

由于独居、空巢、高龄老人比例的不断增高，各种心理问题已成为老年人群面临的主要问题。老年人心理健康的维护已是当前全社会所关注的重点，并需要全社会各部门的共同协作。老年人社区心理健康服务是针对社区老年人的一种服务形式，随着不断实践发展，已日渐成熟并取得了很好的效果。

一、我国老年人社区心理健康服务的现状

20世纪90年代，我国社区心理健康服务工作开始起步。当时一些心理学家、医护人员、社会工作者开始将国外社区心理健康服务的概念引入内地，他们倡导建立符合我国国情的社区心理健康服务体系，并进行了相应的实践探索。进入21世纪，随着离退休老年人在社区人口中所占比例逐年上升，老年人开始成为社区心理健康服务的主体。老年人社区心理健康服务工作逐年开展起来。经过近十年的发展，我国老年人社区心理健康服务体系初见端倪。

1. 普遍化程度不断提高　20世纪90年代，随着改革的深入，各种社会矛盾不断加剧，人们的心理负担不断加重，各类因心理因素造成的社会问题不断出现，给社会带来了一定的负面影响。社会和政府开始对社区心理健康服务工作给予更多关注，并投入相应的人力物力开展有关工作。许多社区先后成立了社区心理健康服务机构和社区心理咨询站。随着社区心理健康服务工作的开展，老年人社区心理健服务的研究工作也在不断深化。有研究发现，老年人的年龄、性别、教育程度、经济收入等一般性资料对老年人的心理健康水平影响不大，而良好的社会支持系统对老年人的心理健康则具有极大的促进作用。这对于从事老年人心理健康服务的社区工作者无疑是极大的鼓舞，同时也为老年人社区心理健康服务的普及和开展提供了良好的实践证据。

2. 服务内容广泛，形式丰富多样　随着社区心理健康服务普遍化程度的提高，其服务内容变得广泛起来，服务形式开始向多样化发展。许多社区结合实际，因地制宜开展系列心理健康服务工作。如利用宣传橱窗、发放宣传单、播放心理 VCR 等形式，或邀请心理辅导师到社区讲座，引导老年改变不良行为，主动自觉地调整自己在社会和家庭中的角色，从而帮助老年人掌握心理健康保健的方法，以促进心理更加健康。部分社区为老年人建立心理档案以掌握和了解其心理发展规律、特点及现状。针对社区老年人出现的不适以及心理问题，许多社区还设立了社区心理咨询站，由心理学专业人员为其提供心理咨询和治疗服务。此外，许多社区还专门根据老年人的特点设立了各种老年人活动队，组织开展多种形式的比赛活动。通过活动，老年人找到了自己和乐趣，认识了自己的能力，提高了自信，减少了不良情绪和心理的产生。

3. 从业人员素质不断提升　在社区心理健康服务初期，我国的社区心理健康服务工作者大多由从事社会工作的社区居委会委员兼职。由于缺乏相应的心理学知识，因而社区心理健康服务工作大多流于形式。随着对社区心理健康服务工作认识的不断加深，社区心理健康服务工作人员素质开始受到重视。社区一方面通过组织有关人员参加培训，加强学习，以提高自身素质；另一方面通过引进心理学人才等方式夯实心理健康服务工作队伍。如今，多数社区心理健康服务工作人员都掌握了相关的心理学知识，有些通过了国家心理咨询师职业资格认证。

二、老年人社区心理健康服务体系的构建

1. 建立健全组织体系　成立心理健康服务小组，由领导小组和工作小组组成，领导小组由部门主要负责人担任，负责部门间协调与筹划工作，政策、制度和方案等的制定以及理论模式的建立。工作小组由社区的精神专（兼）职医生、心理咨询师、志愿者、社工和居委会工作人员组成，分成几个工作小组，分设组长，负责工作的分配和开展。在项目开展前对所有参与人员进行相关内容的培训，包括项目开展的目的与意义、实施方案等，使小组成员详细了解项目整体，共同参与。

2. 心理健康服务需求调查　设计心理健康服务需求调查表，在全面开展心理健

康服务之前，对纳入的老年人进行面对面问卷调查，了解其心理健康主观需求，从而进行针对性的心理健康知识的宣传和教育。

3. 提供心理健康服务　充分进行资源整合，提高服务的可行性作进一步扩大服务的覆盖面，同时加大资源的利用率，减少重复浪费。因此，以当前发展的老龄事业为基础，充分利用"老年之家"这个已被老年人充分认可的良好平台，通过多部门共同协作，为老年人提供丰富多样的心理健康服务，提高老年人对心理健康服务的关注度。

（1）设立心理健康服务站：常态化的服务利于加深老年人对心理健康服务的了解，同时是此项工作常规化开展的充分必要条件。因此，在社区设立心理健康服务站是必然需要，由专业心理咨询师提供常态化的技术支持，由经过培训的社区心理健康辅导师提供日常心理咨询服务。

（2）建立心理健康档案：为参与心理健康服务的老年人建立心理健康档案，内容包括一般基本信息、心理健康状况及心理健康状况测评记录，便于掌握老年人的心理健康状况，并动态观察，发现问题及时干预。

（3）大力开展宣传活动：在社区开设老年人心理健康教育宣传专栏，印发宣传手册，针对老年人举办心理健康知识讲座与咨询，提高老年人关注心理健康的意识，加大其对社区心理健康服务的内涵和意义的了解。

（4）加强心理咨询服务：由专业心理咨询师或经过培训的心理辅导师帮助社区老年人解决心理问题或心理问题引发的行为问题。①个体心理咨询：对具有严重躯体疾病、伤残、卧床等重点老年人群或者对有需要帮助的老年人，提供主动咨询服务，如由心理咨询师为老年人提供面对面心理咨询服务并进行心理疏导，解除老年人的心理困惑；心理热线咨询，在心理健康服务站设立心理健康服务热线，由专业心理医生对有心理服务需求的老年人提供帮助；邮件心理咨询，在区精神卫生中心和社区设立专门的心理信箱，同时开通网络心理信箱，使有心理需求的老年人可以通过书信或邮件的方式表达自己的困惑，由专业人员解答。②团体心理咨询：将具有相似问题的老年人集中起来进行团体心理咨询，帮助老年人自我认知，从而改变行为。包括心理剧，根据老年人的实际问题设计剧情，以促进情感宣泄，体会角色的情感与思想，去除消极情绪，保持心理健康；家庭游戏疗法，促进家庭成员之间的沟通与交流，提高家庭活力和功能，老年人自身的消极心理状态得到缓解；心理健康沙龙，根据老年人的主要心理健康问题，确定一系列的主题，鼓励和激发老年人就相关主题进行自由发言和讨论，从而达到自我认知和自我理解，增强老年人适应环境和克服危机的能力。

（5）心理健康知识讲座：组织专家讲座，向老年人讲授心理健康知识，内容包括老年人消极心理的调适、积极心理的维护与促进等心理健康知识，讲座内容的要根据老年人的心理健康需求调查结果，以提供针对性的心理健康知识辅导。以多媒体、录音、录像等多种方式进行。

（6）常见心理疾病的筛查：社区老年人心理健康服务的宗旨是预防为主，因此，从改变老年人的生活态度，学习心理健康保健技巧，培养良好的心理状态出发，除了宣传与讲座之外，还要同时开展老年人常见心理疾病和精神疾病的筛查，以便早期发现、早期治疗，获得更好的预后。如老年人认知障碍、抑郁症、焦虑症等筛查就具有重要的现实意义，可以早期识别并采取针对性强化干预以减少老年痴呆、老年抑郁症和焦虑症的发生。

（7）放松训练：通过呼吸放松法、肌肉放松法、想象放松法、心情放松法等使老年人有意识地控制自身的心理活动，以达到降低机体唤醒水平，增强适应能力，调整因过度紧张而造成的生理、心理功能失调，起到预防及治疗心理疾患的作用。

（8）心理危机干预：对处于困境或遭受挫折的老年人予以关怀和帮助，防止危机的进一步发展，帮助其学会应对技巧，使心理平衡恢复，甚至超过危机前的功能水平。对于老年人的焦虑、紧张、自责，可以采用放松疗法、镇静或抗抑郁药物、休息和娱乐、行为脱敏以及安慰保证技术。

（9）心理治疗：对有心理障碍和心理疾病及心身疾病等患者进行治疗或者转介治疗。主要采用精神分析法、行为疗法（放松训练和音乐治疗）、认知疗法（认知重建、心理应对、问题解决）等治疗方法。

（10）心理健康测试：运用抑郁自评量表（SDS）、焦虑自评量表（SAS）、日常生活能力量表（ADL）、情感量表、认知量表、幸福度指数和睡眠质量等量表对社区老年人进行心理健康测试，了解老年人心理健康状况，确定老年人心理健康客观需要。

（11）社区环境：在社区建立老年人心理健康活动中心，创造良好的社区心理环境，提高老年人的认知结构，增强对心理环境的感知。活动中心添置心理宣泄、放松训练、音乐治疗椅等设备，分设心理宣泄室、心理训练室、心理娱乐室、心理图书室等。平时社区居委会通过壁报、宣传海报、发放宣传单、播放心理电影、举办心理健康为主题的联欢活动或老年人活动队，通过活动构建和谐的人际关系、融洽的群体心理氛围，营造良好的社区心理环境，引导老年人健康的生活和行为方式。

4. 服务效果评估　定期对心理健康服务效果进行评估，确立评估指标体系，对接受心理健康服务前后老年人的心理健康状况进行比较，评价社区心理健康服务的效果。

5. 满意度调查　运用问卷调查法对接受心理健康老年人进行"社区心理健康服务"满意度的调查，了解实施过程中服务质量的变化，并分析满意度相关的影响因素。

6. 质量控制　采取措施严格控制服务质量，如严格制订实施方案，并进行可行性、实施难度与效果预测；严格培训；进行预调查；邀请专家进行可行性评估、过程评估与结果评估。

老年人社区心理健康服务体系的建立过程是一个不断循环的周期性过程，这一过程是个不可分割的整体，各个阶段紧密联系。重视各个环节的建设，并根据客观实际及时进行计划的调整，使各方面的工作协调起来，最终建立一个科学实用的老年人社区心理健康服务体系。

第三节　社区养老护理模式

党的十八大明确提出，必须以保障和改善民生为重点，在学有所教、劳有所得、病有所医、老有所养、住有所居上持续取得新进展，积极应对人口老龄化，大力发展老龄服务事业和产业。因此，开展社区养老护理，提高老年人生活质量势在必行。

一、社区养老护理的概念与意义

社区养老护理是由有组织的社会力量，提供个人、家庭、社区的一种服务，将护理工作的重点放在一般家庭、社区中的老年人群，为他们提供连续、全面的服务，开展社区养老护理具有重要现实意义。它不仅是解决老龄化带来的医疗保健需求增加的最佳途径，同时把健康教育、康复服务与健体娱乐融为一体，增强了老年人自我照顾能力，满足和丰富了老年人对物质及精神文化生活的特殊需要，使社区老年人在一种积极、活跃的精神状态中安度晚年。

二、国内社区养老护理模式

我国社区养老护理是一个正在探索中的新生事物，目前主要有家庭病床、老年日托护理中心、老年公寓、老年临终服务中心 4 种模式。

1. 家庭病床　家庭病床是社区医院医护人员深入到家庭中，让老年人在熟悉的环境中接受家庭访视、血压监测、饮食指导、送药、输液、吸氧、按摩、换药、灌肠、心理咨询等多种内容与形式的护理服务。家庭病床不仅满足了老年人的医疗需求，使老年人保持良好的治疗心理，同时降低了患者的医药费用，一定程度上减轻了家庭经济负担。

2. 老年日托护理中心 即托老所，是一种让老年人"上午去日托护理中心入托，傍晚回到自己家中享受天伦之乐"的新型养老选择。类似于托儿所，其主要是对体弱、白天缺乏家人照顾但可以行动的老年人提供日间照顾、健康促进护理及社交活动，既可以帮助老年人保持身心健康，同时也减少了照顾者的压力。该模式目前在上海、南京、杭州、宁波等发达城市已进入探讨层面和摸索阶段，但也只是停留在可在中心内进行娱乐和锻炼的阶段，其性质更类似于另一个"老年活动中心"。而一些老人迫切需要社区伸出援手的譬如常规体检、洗澡、更衣、营养配餐、生活指导、康复训练、物理治疗、心理疏导等问题仍亟待解决。

3. 老年公寓

（1）传统养老护理模式：老年公寓是专供老年人集中居住，符合老年人体能、心态特征的公寓式老年住宅，公寓内对入住老人实行集中统一的管理服务，提供以健康照顾为主的护理。其布局类似普通公寓格局，除有齐备的家庭设施外，还有食堂、功能锻炼室、理疗室、棋牌室、阅览室、运动健身场所等。公寓不仅为老年人提供 24 小时的生活照顾，还会为老年人组织丰富多彩的活动，以及各种医疗护理服务，如慢性病护理、心理疏导、功能锻炼、康复护理、饮食顾问和药物指导等。

（2）中西医结合特色养老护理模式：中西医结合特色老年公寓是在传统老年公寓的基础上将中西医先进的护理理论和技术有机结合在一起，以中医"整体观念"和"辨证施护"为原则，根据老年人不同体质和病情从情志、饮食、中医护理技术和起居运动养生 4 个方面对公寓老年人制定科学的护理方案。老年公寓开展应用中医情志调护、中医食疗、艾灸、推拿、火罐、热敷、足浴、太极拳、八段锦等中医护理方法为老人服务，这些疗法既顺应了目前人们崇尚自然疗法、治未病和预防为主的健康理念，又行之有效、无毒副反应、经济适用，深受老年人的欢迎和好评。

4. 老年临终服务中心 老年临终服务中心主要为临终老人提供全面的照顾，以提高他们临终阶段的生活质量。其内容包括：生活护理，消除或减轻疾病引起的病症和痛苦，促进舒适，提供心理辅导，舒缓情绪及压力；调动家属配合照顾患者的积极性，对家属悲伤情绪加以疏导等。目前该模式在国内还处于匮乏阶段。

第四节 老年人居家护理服务

随着疾病谱的变化和人口老龄化进程的加快，一些慢性病（例如，心脑血管疾病、COPD、糖尿病等）已经成为威胁老年人健康的主要公共卫生问题，老年卫生保健供需矛盾突出，急需形成规范的延伸服务体系，满足老年人口日益增长的健康与护理需求。居家护理作为综合性健康服务体系的一部分，是针对患者及家庭在其住所提供的一种健康服务，目的在于维护和促进健康、促进康复，减少因疾病所致的后遗症或残障。居家护理服务已经在老年人健康服务中发挥了一定作用。

一、居家护理的定义

我国有学者认为，居家护理定义的涵义至少包括 3 个方面：其一，强调居家护理地点是在家中，包括在护理者家中，在被护理者家中，但主要指在被护理者家里所提供的护理；其二，护理对象可以是出于不同健康状况的人，包括情绪和身体的健康。可以是长期照顾一个有慢性病或是有残障的人，也可以是间断地或偶然地照顾一个有急性病的人，还可以是对一个健康的人或是其整个家庭进行的健康教育和预防保健工作；其三，可以是专业人员提供的专业性服务，如注射、伤口护理及各种管道的护理等，也可以是非专业人员提供的日常生活服务，如洗衣、做饭、购物等服务。

二、我国老年人居家护理发展

（一）老年居家护理的形式

在我国居家护理仍处于起步阶段。我国老年居家护理服务提供者大致可分为正式和非正式成立护理者两大类，正式护理者大部分是医院的临床护士、已退休的临床护士志愿者、社区护士，主要为患者提供与疾病有关的某些操作、服药、各种仪器的使用等方面的护理。非正式护理人员在医师的指导下对患者进行照顾，主要是生活方面的照顾。国内的医疗优势资源通常集中于较大的医院，社区医院和家庭病床只能提供比较基础的、简单的卫生服务。

（二）老年居家护理的内容

居家护理服务的主要范围包括家庭健康护理和家庭病床护理。家庭健康护理是一种由医院为家庭提供上门护理保健服务和由家庭护士进行的护理服务，另一种是在专业人员的指导下进行的家庭自我护理。

家庭病床护理主要包括：①为患者提供有关理论知识和技术的咨询指导，针对不同病情采取相应的护理措施或方案；②对患者及家庭进行护理操作技术培训，使之协助做好护理工作；③加强患者心理疏导，减轻心理负担，增强其战胜疾病的信心；④宣传普及卫生知识及保健知识，增强人群的健康意识及自我保健能力；⑤为慢性病患者提供良好的康复护理，促进恢复。家庭护理服务的内容大致可总结为基础护理、用药指导、康复护理、心理疏导、预防保健、健康教育等类型的服务。

（三）我国老年居家护理服务的需求

老年人多以慢性病为主，有研究表明老年人居家护理需求项目居前三位的是：老年人需要血压监测；老年人需要血糖监测；老年人需要肌内注射，其余还需要很多护理服务项目的帮助，如静脉输液、服药指导、氧气吸入、心理支持、管道护理、伤口护理、临终护理等。老年人对居家护理需求较大，尤其是对慢性病随访和医院的连续治疗的服务需求量大。再加上中国的传统文化决定老年人愿意选择自己熟悉的社区养老，而不愿意去养老机构养老，这就对居家护理提出了更严峻的挑战。

第五节 老年慢性病管理

当前，慢性病已成为危害我国人民健康的主要问题。如何预防及控制慢性病，减少慢性病消耗的医疗资源，降低医疗费用，并提高慢性病患者生命质量，已成为国家关注的重点问题。以社区为基础的慢性病管理，是慢性病防治的一种经济有效的方式。

一、慢性病的相关知识

（一）慢性病的概念

慢性病是指一种长期存在的疾病状态，表现为逐渐的或进行性的组织器官结构病理性改变和功能异常。包括慢性传染性疾病和非传染性疾病，疾病管理所涉及的慢性病主要指慢性非传染性疾病。慢性非传染性疾病是一组发病隐匿，潜伏期长，发病后不能自愈或很难自愈的疾病。广义指由于不良生活习惯、长期紧张疲劳、环境污染暴露，忽视自我保健和心理平衡而逐渐累积而发生的一类疾病。按国际疾病系统分类法（ICD-10）标准将慢性病分为：精神和行为障碍、呼吸系统疾病、循环系统疾病、消化系统疾病、内分泌和营养代谢疾病、肌肉骨骼系统和结缔组织疾病、恶性肿瘤7大类，所包括的疾病有阿尔茨海默病（老年性痴呆）、精神分裂症、慢性支气管炎、高血压、冠心病、慢性胃炎、糖尿病、骨质疏松、肺癌等多种慢性疾病。

（二）慢性病的基本特点

慢性病属常见病、多发病，具有多种因素共同致病（多因一果），一种危险因素引起多种疾病（一因多果），两者相互关联的特点。有在人群中传播，不具有对整个人群的传染危害，不会引起人们急切的恐慌和社会动荡；起病缓慢，在危险因素中暴露很长时间才会发病，发病日期不确定，病程长，一般不会自愈；受累人数较多，预后差，致死、致残率高，因而卫生消费也高。

（三）慢性病管理

慢性病管理是指对慢性非传染性疾病及其风险因素进行定期检查、连续监测、评估与综合干预管理的医学行为及过程，是健康管理医学的重要内容。主要包括慢性病早期筛查、风险预测、危险分层、预警与综合干预、效果评估等。

二、我国慢性病疾病管理流程

（一）慢性病疾病管理的发展概况

我国慢性病疾病管理是以慢性病社区综合防治的发展为基础，随着社区卫生服务的发展而逐步发展起来。以慢性病综合防治为切入点开展社区卫生服务，是我国社区卫生服务发展的有效方式之一。慢性病社区综合防治是指在社区动员的基础上，进行基线调查，明确本地主要慢性病、主要危险因素、卫生资源配置和社区支持环境，做出社区诊断。针对主要危险因素制定社区卫生综合防治规划，建立公共卫生监测系统，实施对人群行为危险因素的综合干预，并监测和评价效果。慢性病疾病管理是慢性病社区综合防治的重要内容，是慢性病社区综合防治经济有效的途径；而慢性病社区综合防治的组织形式、运行机制等，也是慢性病管理的实施基础。

（二）慢性病疾病管理的组织形式

慢性病疾病管理的组织形式是以慢性病综合防治的组织形式为基础的。慢性病综合防治最初的组织形式基本可概括为3类：①以疾病预防与控制中心为基础；②以医院为基础；③卫生局协调下的多方合作。目前，已大体上形成在城市慢性病防治与社区卫生服务相结合、在农村依靠初级卫生保健的形式。疾病预防与控制中心及慢性病防治机构只负责业务督导，可能会出现社区配合不足问题；而医院资源有限，难以开展全面防治工作。因此，在卫生局协调下的多方合作的组织形式是最为常见的形式。

（三）慢性病疾病管理的组织流程

由社区卫生服务中心根据社区诊断情况制订慢性病管理实施方案，成立慢性病管理机构，指导社区医护人员开展慢性病管理工作。由社区卫生服务中心慢性病管理领导小组负责监督检查，区卫生局、疾病预防与控制中心及妇幼保健所负责慢性病管理的组织、指导、实施和考核监督。对社区医生实施责任到人和分片包干的办法，由社区医护人员完成慢性病患者管理目标任务。街道办事处与社区居委会等参与社区慢性病管理的组织协调工作。

三、慢性病管理的模式

（一）慢性病照护模式

Wagner 1998 年提出的慢性病照护模式（CCM）是目前国际上应用最广泛的慢性病管理框架，其注重患者的健康测量结果，包括一般健康状况和健康相关生命质量，许多研究基于该管理框架进行。在初级卫生保健中对于患者的健康危险因素的干预，发现运用 CCM 不仅可以使患者更好地控制现有的慢性病，而且还可以降低患者慢性病进一步发展的危险性。

（二）群组管理模式

群组管理是指将医疗资源利用率较高的个体或者患有相同或不同疾病的个体组织在一起，然后由卫生服务人员对其实施健康教育和个体诊疗的疾病管理模式，也是一种集诊疗与管理、集群体健康教育和个体化治疗为一体的新型模式。

（三）慢性病自我管理模式

慢性病自我管理（CDSM）是指通过提供各种自我管理支持的手段，在卫生保健专业人员的协助下，由患者自己承担一定的治疗性和预防性保健活动。

1. 自我管理的任务和技能　慢性病患者自我管理需要完成 3 个方面的任务。①医疗管理：患者照顾自己的疾病，包括服药、改变饮食、自我监测等；②角色管理：患者在工作、家庭和交际中保持正常的角色，维持角色完整性；③情绪管理：患者处理和应对疾病所带来的各种情绪，如愤怒、恐惧和抑郁等。患者完成自我管理 3 个方面的任务需要掌握自我管理的 5 项核心技能。①解决问题的技能：在管理疾病的过程中，患者能够识别问题，在医生、家人和朋友的帮助下找到解决问题的方法，并评价该方法是否有效；②决策技能：面对病情变化，患者每天必须做出决策，如今天是否可以锻炼，今天需要进食哪些食物等；③获取和利用资源的技能：知道如何从医疗或社区卫生服务机构、网站等渠道寻求有利于自我管理的支持和帮助；④与卫生服务提供者建立伙伴关系：学会与卫生服务提供者沟通，准确汇报疾病信息，共同讨论和管理疾病；⑤采取行动的技能：学习如何改变个人的行为，制订行动的目标、计划并付诸实施，对采取的行动进行评价和完善。

2. 自我管理与自我护理的异同　"自我管理"与"自我护理"实际上两者之间既有共同点又有一定的区别。①共同点是两者都包含实践的过程，包括依从专业人员的建议、密切观察自己的身体和采取适当的应对行为。目的都是为了维持和促进健康。②区别在于：其一，两者的理论来源不同。"自我护理"来源于 Orem 的自理理论，强调的是个体通过自我照顾满足生命不同阶段的自我护理需求；而"自我管理"

来源于心理学家 Bandura 的社会认知理论，强调的是患者主体对其健康行为的重要作用。其二，两者的侧重点不同。"自我护理"主要强调个人承担维持健康和良好身心状态的责任；而"自我管理"更注重患者参与治疗性的活动，如参与医生的治疗决策、是否在医生的指导下使用药物等，强调个体通过最大的努力来应对生活中的困难，包括在疾病的情况下，通过"管理"减少疾病对生活的限制，使自己能最大限度地感到幸福和进行正常的生活。

（四）授权教育模式

授权定义为帮助患者发现和利用自己的内在能力，获取自我管理的能力。授权理论概念的核心内容就是患者承担自我管理的完全责任，它强调以患者为中心，教育者和患者相互协作并且教育者要充分尊重患者的选择，教育者只是充当信息的提供者。比如提供信息让患者可以做出明智的决策，协助患者衡量各种治疗方案的成本和利益，设置可以自我选择的行为目标，在自我管理方面提供有关其作用的重要信息，让患者自己去实施的一种健康教育模式。授权理论在社区慢性病健康促进中能够提高慢性病患者对疾病的自我管理能力，患者能够通过主动改变行为方式来促进自身健康。但是目前，慢性病授权教育的方法在我国还远未达到普遍认同和广为传播的程度，我国社区慢性病医护人员的配置，远远不能满足当前慢性病防治工作的需要和未来社会发展的需要。

（五）系统动力学模式（SD）

该方法是一种以反馈控制理论为基础，以计算机仿真技术为手段，研究信息反馈的学科。它通常以复杂的大系统为研究对象，从系统的整体出发，分析系统内部各子系统之间信息反馈的动态行为，通过计算机模拟技术建立要素之间信息流动的计量模型，再通过干预政策调控，实现系统的优化控制。有研究运用 SD 建模理论分析了与糖尿病健康管理（DMM）有关的疾病进程、管理对象特征、DMM 机制及其制约因素，构建了 SD 逻辑模型，为后续 SD 流程图的构建和指标的量化及 SD 方程的构建奠定了理论基础。同时该方法还可推广应用于其他慢性病管理评价的研究中。

第六节　慢性病延续性护理

随着社会人逐渐进入老龄化，疾病治疗过程的日趋漫长，关于患者出院后护理服务的延伸问题越来越受到重视。延续性护理是一种提供给治疗复杂但病情稳定的患者或有康复需要患者的有成本效益的健康照护，使患者在出院后得到持续的卫生保健，促进其康复。

一、延续性护理的概念

延续性护理的定义是：通过一系列的行动设计用以确保患者在不同的健康照护场所（如医院到家庭）收到不同水平的协调性与延续性的照护。通常是指从医院到家庭的延伸，包括经由医院制定的出院计划、转诊、患者回归家庭或社区后的持续性的随访与指导。

二、国内延续性护理的开展模式

1. 开设护士门诊　我国有部分医院已经开设护士门诊，挑选具有一定经验的专科护士，经过培训并合格者，可开设专科门诊，为患者提供出院后的护理指导，包括糖尿病、高血压、造口、静脉治疗、康复锻炼等各个方面。还可通过开通热线等方式为患者提供专业的护理指导意见。

2. 出院指导　出院指导一直被作为提高患者和家属自我护理知识及技能的方式。如住院期间患者或照顾者没有得到良好的指导或后续照顾安排，则出院后易导致个案失能加剧，个案及家庭生活品质深受影响。患者在住院期间及出院后，护士应对其进行详细的出院指导，可将出院指导装订成册，发放并督促其严格执行。

3. 医院社区防治一体化模式　医院社区防治一体化模式为对患者进行重点管理、定期评价，根据患者的病情发放疾病知识调查问卷，根据患者对疾病相关知识掌握情况与自我管理能力等制定计划，为下一步转入社区康复提供信息，将患者的基本情况登记入册，建立档案。该模式建立了全新的医院、社区康复互动一体化的管理模式，使患者能得到及时、便利、连续性、全程的医院、社区康复服务。

4. 延续性护理服务中心　我国已有多种形式的延续性护理服务中心，在患者出院时与患者签订延续性护理协议，建立随访日记，为患者提供包括评估患者一般情况、疾病知识掌握情况、建立亲情卡、心理疏导等多种方式的延续性护理措施。

三、慢性病延续护理干预的类型

（一）出院计划

出院计划是由多学科专业团队对患者提供的一种从住院到家庭的持续支持、监督及与社区卫生服务的协作。出院计划的步骤，即入院前与入院时开始转移计划，了解并确认患者与照顾者对出院计划的需求，入院24小时内建立临床管理计划，通过有效的领导与责任移交进行出院或转移的协作，住院24～48小时与患者照顾者讨论预期出院或转移的日期，每天与患者共同回顾临床管理计划并修订其措施，患者与照顾者独立选择其护理路径，对住院超过7天的患者应计划出院或转移并给予连续性的护理，在出院 48 小时前使用核查一览表，每天均应考虑患者能否出院。

（二）患者与家庭的教育干预

包括医院教育及社区教育两种干预类型，教育内容集中在疾病知识与心理适应方面。当家访护士在教育时可应用认知行为理论与家庭理论等来指导患者。

（三）社区支持模式

该类型包括提供者主导的干预与心理行为干预。①提供者主导的干预：是由 1 名护理人员（包括高级专科护士、转移指导护士等）作为个案管理者或协作人，提供多种干预来满足患者在转移过程中的身心需求，以维护患者的整体健康。提供者家庭访视的时间通常为出院后 1～3 个月。②心理与行为干预：是由精神科护士、心理学家、内科医生等组成的服务提供者团队通过动员患者的健康网络，以促进患者的社会适应。

（四）慢性病管理

慢性病管理是延续护理过程的一部分，其干预目标是管理风险因素与并发症，以促进患者的自我管理，从而影响其检验结果和依从性。

四、我国对慢性病延续护理模式的探索

（一）实施可持续发展的延续模式

慢性病患者出院后的延续性护理是一个长期的系统性工程，要打破医院 - 社区之间的护理鸿沟，平衡两者之间的医疗卫生资源配置效率。采取实际有效的措施鼓励患者将延续护理的重心由三级医院转向二级医院或社区，如建立通畅的双向转诊渠道，经社区向医院转诊的患者不仅能够享受到更便利和便捷的路径，还能在费用上获得优惠，程序上得到简化；由医保支付其慢性病管理费用，或提高社区治疗及护理的医保比例等。医院与社区之间形成互动、互补、互助模式，一方面医院为社区提供慢性病延续护理的卫生资源，如器械、护理团队的技术与科研支持；另一方面社区为医院分流部分病情较轻、以"护"为主的患者。

（二）形成医院 - 社区一体化网络

由三级医院带动周边社区医院，成立一体化管理模式。以区域为依据形成以三级医院为中心、辐射周边二、三级医院、社区卫生服务中心的护理延续护理支持网络，明确了组织内各成员的职责、权利和义务以及相互之间的沟通、协调机制，根据患者病情的严重程度和各自卫生医疗资源优势为出院患者提供服务。同时，将医院 - 社区之间的信息做有效链接，如建立健康档案、电子病历、电子医嘱信息共享平台、构建远程医疗系统，实现网上转诊、网上会诊、远程查房等。实现慢性病患者出院后信息的延续性，不仅有利于实时监测患者的康复情况和护理进展，也为患者病情变化的诊断与救治赢得了时机。

（三）拓展延续护理服务

内容慢性病患者的延续护理应以患者需求为主，兼顾患者的生理、心理、社会等方面，提供全方位的整体化的优质护理。形式除了以医院为主的出院随访、家庭访视或个案管理，还可逐步与社区联合开展形式多样的组群管理，提供健康咨询、专题讲座等形式，形成"患者互助，共同康复"的健康管理模式。延续护理的内容不仅局限于简单的健康宣教如饮食、用药、活动等，还应为患者及其家属提供症状管理与识别：对于出院后症状的处理，以及病情恶化症状的识别及应对；居家环境评估及相应建议的提供；康复指导，如辅助器具的使用、康复训练等。此外，协助患者及家属联系居家护理及社工服务，提供社会支持；提供心理支持，情绪疏导，必要时帮助联系心理医生。

（四）促进多学科的团队合作

护理人员需要发挥代言人与协调者的职能，根据患者的特征与需求为患者联系和寻找更为专业的信息支持。护理人员在充实自身知识技能以及循证的基础上，还应与团队其他人如康复师、营养师、药师、全科医生、心理咨询师以及社会工作者等合作，组成一体化的团队。因此，延续护理服务是由护理人员直接服务于患者，同时组织和协调各个团队成员为患者提供个性化的服务内容，满足患者的不同需求。

（五）重视家庭支持系统的作用

延续护理最终目的不仅仅单纯是社区护士解决患者的护理问题，而是通过医院及社区帮助患者及家属提高自我护理的能力。根据家庭系统论，家庭是社会系统的基本组成部分，个人与家庭之间相互影响、相互作用。为照顾者提供社会支持性服务不仅能够缓解照顾者负担，提高照顾质量，长远看有利于减少医疗保障的负担。应结合慢性病特征将延伸的护理内容分解、渗透到各个家庭单元中，开展多层次、互动式的家庭护理，为照顾者提供信息通畅、可及、可负担的支持形式，从而最终形成"护患合作、患者互助、家庭支持、自我管理"的医院 - 社区 - 家庭系统延续护理模式。

（六）培养社区慢性病专业化护士队伍

2008 年和 2010 年国际护士节主题分别为"优质服务于社区，社区护士引领初级卫生保健"和"传递关爱，服务社区：护士主导慢性病管理"，进一步提倡发挥社区护士在初级卫生保健尤其是在慢性病管理中的重要作用，三级医院应该根据专业优势组建"帮扶团队"，进行"对口支援"，开展形式多样的送学下社区活动，如护理查房、专题讲座、专业技能培训、健康教育、远程会诊等，并对社区急需专业，如康复理疗、慢性病管理、专科急救等方面进行重点传授。社区在汲取医院专业知识与技能的同时，应建立健全自身专业护理队伍，设置准入资质，明确社区护士的任职资格与制度，开展规范化培训，体现社区护理专业的独立性与参与性，充分发挥社区护士作为教育者、咨询者、管理者、协调者等多种角色功能。

总之，随着工业化、城市化和人口老龄化进程的加快，居民健康面临着传染病和慢性病的双重威胁，使得公众对于医疗卫生服务的诉求日益提高。随着大型公立医院改革的深入推进，提高病床使用率和优质资源利用率，缩短平均住院日是必然方向。不同等级医院应回归职能本位，将有限的人力、物力、床位及医疗设备合理应用到危、重症患者中去，解决看病难、看病贵的民生问题。延续护理服务的规范有序开展，对提升护理专业价值，缓解医患矛盾，减轻社会及家庭负担，营造和谐社会至关重要。然而，延续护理服务的开展不仅需要多学科跨专业协作，还有赖于相关配套政策和扶持措施同步推进，其发展任重道远。

第七节　老年人安全用药护理

随着年龄的增长，老年人听力和记忆力明显减退，学习新知识的兴趣和能力下降，对药物的治疗目的、用药时间、用药方法常不能正确理解，影响用药安全和药物治疗效果。因此，指导老年人正确用药是医护人员的一项重要工作。

一、应注意观察的老年人常用药物

1. 抗生素　老年人免疫功能减退，容易罹患感染性疾病，因而应用抗生素和其他抗菌药的机会较多。用药时要充分考虑老年人的生理特点：①老年人肾功能呈生理性减退，如若按一般常用量接受主要经肾排出的抗菌药物时，由于药物自肾排出减少，导致在体内积蓄，血药浓度增高，而引发毒性反应。老年人应用青霉素其半衰期延长，与老年人肾功能减退有关。②老年人调节水、电解质平衡的能力低下，故大量使用含钠青霉素可能导致血钠过多，而大量使用羟苄西林时又必须注意有无血钾过低。③头孢菌素和氨基苷类、万古霉素等抗生素均对肾脏有毒性，不适当应用易促发尿毒症，应尽可能避免应用，有明确应用指征时在严密观察下慎用，同时应进行血药浓度监测。

2. 解热镇痛、消炎药　老年人对止痛药的作用比年轻人敏感，可能与老年人痛感比年轻人迟钝有关。由于老年人对药物吸收、代谢、排泄能力均有所下降，长期或经常服用解热镇痛、消炎药如乙酰氨基酚的半衰期在老年人延长，可引起多种不良反应和药源性疾病。老年人易脱水，用解热镇痛药后过多出汗可引起虚脱。阿司匹林诱发的胃损害也与年龄相关，老年人应用时诱发胃出血尤应引起重视。

3. 噻嗪类利尿药　大量研究表明，大剂量噻嗪类利尿药较之小剂量，降压效果相似，但易致电解质、血糖、血脂异常，其临床不良反应随剂量的加大而增加。低钾血症是噻嗪类利尿药的特征性不良反应，使用噻嗪类利尿药的患者 50% 会发生低血钾（血钾 < 3.5mmol/L）。血钾的丢失程度与药物剂量有关，与药物种类、用药时间无关。因此，老年人应用利尿药时须定期检测电解质，观察有否直立性低血压，因老年人肾、肝及周围血管疾病较多，内环境稳定性差，易发生水、电解质及糖代谢紊乱。

4. 地高辛　是老年人慢性心力衰竭的常用药物，此药的 67% 经肾排泄，老年人肾小球滤过率减低，故达到治疗血药浓度所需的维持量比年轻人小。由于老年人肾功能降低，排泄缓慢，半衰延长，很容易发生蓄积中毒反应。在服药过程中，应严格按医生确定的服用方法和剂量服用，并按医生的指示进行调整，不得擅作主张。

5. 降压药　由于老年人压力感受器的反应性差，静脉张力减低，心血管和自主神经功能减弱，服用某些降压药时易发生直立性低血压，如应用米诺地尔、哌唑嗪、胍乙啶等。

6. β 受体拮抗药　随着年龄的老化，一方面心血管发病率增高，另一方面 β 肾上腺素能受体功能相应降低。一般认为，在无并发症的老年高血压治疗中，特别是伴有代谢综合征倾向或血脂异常者，β 受体拮抗药不作为首选。但对高血压合并心肌梗死、充血性心力衰竭以及交感活性增高的老年患者，β 受体拮抗药为强适应证，但注意使用时掌握药物剂量个体化的原则。长期使用 β 受体拮抗药的老年患者，突然停药或减量过快，可发生交感神经亢进的停药反应，如出现头痛、心悸、大汗、心绞痛、急性心肌梗死、脑血栓形成等。因此对于使用 β 受体拮抗药的老年患者，应特别注意在服药过程中不可骤然停药，同时避免剧烈运动或情绪激动。

7. 抗凝药　老年人血管系统的机械止血功能较差，加之饮食中维生素 K 摄入不足或吸收不良导致的维生素 K 相对缺乏，故在应用肝素或华法林等抗凝药物时易引起出血。华法林的药代动力学研究显示，在同等华法林血药浓度下的凝血因子合成速率，年轻组和老年组有明显差异，提示老年人对华法林更敏感。过量饮酒可使华法林代谢酶活性增强，代谢加快，疗效降低。但如突然停止饮酒，国际标准化比值（INR）可迅速升高，出血风险增加。而且乙醇会破坏胃肠黏膜，一旦出血，难以控制。老年人在使用华法林治疗过程中，应尽量减少合用药物种类，注意饮食结构，增加监测 INR 次数。

8. 镇静催眠药　镇静催眠药是一类对中枢神经系统具有抑制作用的药物。老年人久服用镇静、催眠药容易成瘾，而且会造成肝损害和神经功能紊乱，联合用药时的不良反应更易增多。服用此类药物时，疗程宜短，剂量不宜过大，以免引起各种副作用。如服用巴比妥类药物在体内的分解减慢，容易使老年人出现过度抑制而有困倦或者昏迷等症状，有的则可反常出现过度兴奋的激动，这是由于兴奋抑制的平衡被破坏所致，故老年人服用时要减量。服用地西泮安定时，在同样的用法、用量条件下，老年人比年轻人更容易出现神经运动障碍和精神失常症状，如出现平衡失调和步态不稳等症状，长期服用还易产生抑郁症状，故用药的间隔时间要延长，剂量要减少。

二、饮食对药物的影响

食物对药物作用的影响有两方面，其一是食物对药物的吸收有影响；其二是饮食中的某些化学成分对药物的代谢产生影响，而使药效发生改变。

（一）食物对药物吸收的影响

食物对药物吸收的影响有 3 种情况：一是食物减少药物的吸收；二是食物延迟药物的吸收；三是食物增加药物的吸收。食物增加药物吸收的机制是高脂肪饮食能提高脂溶性药物的生物利用度和溶解度（如阿苯达唑、异维 A 酸），高脂肪饮食还可以促进胆汁分泌，增加灰黄霉素、维生素 A、维生素 D、维生素 E 等脂溶性药物的吸收。药物的吸收量决定了药物的疗效。吸收量越大，疗效就越强，同时出现不良反应的可能性就越大。吸收量达不到有效治疗量，药物就无效。对于食物会减少其吸收的药物，一般宜在饭前 1 小时或饭后 2 小时服用，如阿莫西林、利福平、培哚普利、缬沙坦、单硝酸异山梨酯等。

（二）饮食中的某些化学成分对药物的吸收或代谢产生的影响

喹诺酮类（氧氟沙星、环丙沙星等）、四环素类抗菌药与含钙、镁、铁等金属离子丰富的食品（如牛奶等）同服，会形成难溶性物质，明显影响肠道对药物的吸收，降低抗菌作用。服用铁剂（硫酸亚铁）时也不可与含钙、磷较多的食物同服，否则铁的吸收也减少。

（三）饮食中的脂肪、蛋白质和酪胺对药物的影响

1. 高脂肪饮食对药效的影响　服用降血脂药物时，应限制摄取动物脂肪，以植物油代替动物油。植物油为不饱和脂肪酸，其与胆固醇结合成酯，此酯易被机体转运、代谢和排泄，从而降低血浆中胆固醇的含量，并改变胆固醇在体内的分布，以

减少在血管壁的沉积，有利于动脉硬化的治疗。

2. 高蛋白饮食对药效的影响 ①左旋多巴：高蛋白食物如大豆、花生、鸡肉、牛肉、大虾、乳酪、脱脂奶粉等，在肠道内分解产生大量阻碍左旋多巴吸收的氨基酸，使药效明显下降，故在服用左旋多巴期间配合低蛋白饮食为好。豆皮、鱼、肉、肝、包心菜等含有丰富的维生素 B_6，可加速左旋多巴在体内外转化为多巴胺，而降低治疗帕金森病的疗效。②糖皮质激素类药物：能促进蛋白质分解，抑制蛋白质合成，故服药期间可出现负氮平衡的一系列不良反应，为此应配合高蛋白饮食。

3. 含酪胺的食物 服用苯乙肼、呋喃唑酮等药物时，忌食用含酪胺的食物，如扁豆、蚕豆、巧克力、香蕉、酵母、果酒、啤酒等。因为正常状态下，进食含有酪胺的食物后，酪胺在体内可被单胺氧化酶代谢，迅速氧化成无毒物，但服用上述药物后（均为单胺氧化酶抑制剂），阻碍了酪胺在体内的代谢，使其蓄积，提高了交感神经的兴奋性，甚至产生高血压危象。

4. 鱼类 服用异烟肼药物期间不要食鱼。因为服用异烟肼的患者，体内组胺代谢减慢。若再食含组胺较多的鱼类食物（特别是变质的鱼），就可能导致体内组胺深度进一步增高而引起中毒，表现为面色潮红、剧烈头痛、皮肤红斑等症状，另外与食物同服也影响其吸收。

三、社区居家影响老年人用药安全的因素

（一）老年人自身因素

1. 生理性退化 主要由于老年人机体内环境的稳定性衰退，生理改变为慢性退行性改变，各系统、器官功能及代偿能力衰退，加上药代动力学改变，造成药物在体内的吸收、运转、分解、排泄功能降低，极易在体内蓄积，产生毒性。并且老年人对某些药物敏感性的改变，常会出现预测不到的不良反应。

2. 视力障碍 药品包装及说明书字体过小，即使戴远视镜或用放大镜也难以辨认清楚，易致用药剂量、时间、方式不正确，如误认将外用药当成内服药口服，引起不良反应。

3. 听力、认知和记忆障碍 老年人听力系统退化，甚至产生听力障碍，不易沟通，或理解错误等均可引起不安全用药。特别是患有阿尔茨海默病的老年人，因认知障碍或难以牢固记忆，出现漏服、多服、误服等情况。

4. 缺乏药物相关专业知识 老年人由于受教育程度、个人经验等影响，缺乏相关专业知识，对药物不良反应关注不足，出现不安全用药。

5. 偏听偏信 老年人更注重养生保健，易受不良医药广告误导，偏信或擅自使

用民间偏方、秘方，自行改变用药剂量、时间等，造成不安全用药。

（二）社会支持因素

家属的支持、鼓励与监督可提高老年人服药依从性及安全性。

1. 经济条件　家庭经济条件不仅影响老年人的就医和遵医行为，而且对家庭支持氛围也产生一定干扰，尤其是老年人长期患病，大量服用昂贵药物时。

2. 家庭成员状况　子女的工作性质、年龄和身体状况等对慢性病老人的关爱照料程度、心理、情绪、用药安全保障等的影响程度较大。长期独居老年人因在药物服用方法、剂量与时间上缺乏帮助和监督而成为高危人群。

3. 陪伴情况　配偶、子女、亲朋和雇用陪伴对老年人的照顾存在差异，文化程度和责任心是最重要的影响因素。照顾者的文化程度与老年人的安全用药呈正相关。

（三）专业连续性服务不到位

大型综合性医院优质医疗资源集中，虽然医院就医人员多，但专业人员能给予老年人及陪伴者规范的指导和健康教育；出院后回到社区服务中心或家庭，专业人员匮乏，得不到连续的专业服务和指导，且老年人常集多病于一身，多种给药方式并存，药物用法各异，不同疾病联合用药的安全难以保证。再则，一药多名，同一药物的不同剂型、规格、用法等问题均会导致社区居家老年人的不安全用药。

四、社区居家老年人用药安全的防范措施

（一）加强用药安全健康教育，增强用药安全意识

1. 提高服药的依从性　老年人绝大多数患有多种慢性病，反复向老人及家属或陪护讲解其疾病的病因、病情、治疗及按医嘱服药对疾病转归的重要意义，使老人自觉按医嘱定时、定量服药，坚持足够的疗程。长时间用药，病情好转，应在医生指导下逐渐减少剂量，不能随意自行停药。

2. 培养良好的服药行为　日常饮食会影响药物的疗效，服药期间详细了解老年人饮食习惯，提醒老人服药期间根据药物有所禁忌，禁止使用浓茶、咖啡、牛奶、饮料等送服药物，如用果汁送服阿司匹林等糖衣片，果汁中酸性物质会加速药物溶解，损伤胃黏膜。茶叶中含有咖啡因、茶碱、鞣酸等物质，可与药中成分发生反应，使药物失效。饮酒能提高肝酶活性，对某些药物有加速代谢作用，加重药物的不良反应。干服药片，会使药物黏附在食管壁上，影响药物进入胃肠，刺激食管黏膜，甚至出血。指导老年人用温开水送服药物。

3. 针对性做好健康宣教　老年人日常生活可佩戴远视镜或放大镜，患有白内障的老年人，可做相应手术治疗以改善视力；听力障碍的老年人可佩戴助听器以提高

听力；认知记忆障碍的老年人应有陪伴者或家庭支持。社区护理人员还可应用多媒体，采取专题讲座、小组讨论、发放宣传材料、个别指导等形式，告知药物相关知识，使其循序渐进地学习疾病相关知识，提高自我管理能力，从而提高服药依从性，为老年人用药安全发挥重要作用。

（二）加大社会支持力度，提高老年人对药物自我管理能力

1. 积极发挥家庭和社区支持系统作用　鼓励家属参与、配合做好协助督促工作。通过医护人员的健康教育，了解药物的用法、时间、保存方法、应对药物不良反应的措施及监测疗效的方法，教会老年人巧记服药方法：①取药后反复叮嘱服药方法，让老人或家属复述，直到正确无误。在上门访视或电话随访其服药方法。②形象记忆法：在服药容器上利用不同的标记符号代表不同的服药方法、次数和剂量等，并在其标志旁用文字注明。如用 1 条横线表示每日服用 1 次，2 条横线则表示每日服用 2 次等。在横线后边用圆形的数量表示每次服用的片数等。③服药杯提示法：准备几个不同颜色的小药杯，如用黄、白、蓝、红分别代表早、中、晚、睡前 4 个不同的服药时间，按照顺序由家属或陪护按医嘱配好一天的药，将所服药物分别放入上述 4 个药杯中，放于安全地方待服。以帮助老年人增强对服药的记忆，树立正确的健康观，逐渐提高自我服药管理能力。

2. 医院延伸服务至社区，加强互助合作　出院老年人院外除严格遵医嘱服药外，需定时门诊复查，及时调整用药方案。促进医院延伸服务至社区，加强医院与社区合作，护士、药师可定期到老年人家中访视，检查家庭药箱，清点剩余药片数目，家庭药箱宜存放常温保存的药物，需低温保存的药物需放冰箱冷藏，注意防热、防潮、防晒，严格按药品说明书保存，以提高老年人用药安全性。建议针对老龄化社会发展的需要，对于集中居住的老年人社区、干休所，可设立摆药中心，每日由护士巡诊发药到户，晚间督促、检查、观察老人服药状况，将用药服务延伸至家庭，减少药源性疾病的发生，减轻社会、家庭的经济负担。

五、提高老年人用药的依从性

提高老年人用药依从性，是药物达到预期治疗效果的关键。老年人由于记忆力减退，容易忘记用药或错用药；经济收入减少，生活相对拮据；担心药物不良反应；家庭社会的支持不够等原因，导致其用药依从性差。提高老年人用药依从性的护理措施：

1. 建立良好的护患关系　护理人员要鼓励老年人参与治疗方案与护理计划的制定，倾听老年人对病情的看法和对治疗的意愿，注意老年人对医药费用的关注。与

老年人建立良好的护患关系，使老年人对治疗充满信心，形成良好的治疗意向，促进其用药依从性。

2. 加强用药护理　①住院老年人：护士应严格执行给药操作规程，按时将早晨空腹服、食前服、食时服、食后服、睡前服的药物分别送到患者床旁，送上温水服药到口。②吞咽障碍与神志不清的老年人：对神志清楚但有吞咽障碍的老年人，可将药物加工制作成糊状后再喂服；对神志不清楚者一般给予鼻饲用药，给药后注入少量温开水冲管，保证药量。③出院带药的老年人：护士要通过口头或书面的形式，向老年人解释药物名称、剂量、用药时间、不良反应和注意事项。必要时，用不同颜色的大字在标签注明用药剂量和时间，以便老年人识别。④外用药：护士应向老年人详细说明外用药的名称、用法及用药时间，在药盒外粘贴红色标签，注明外用药不可口服，并告知家属及陪护人员加强督管，防止误服。⑤空巢、独居的老年人：护士应将老人每天需要服用的药物放置在专用的塑料盒内，按服药时间分成若干小格，每个小格标明服药的时间，并将药盒放置在醒目位置，促使老年人养成按时服药的习惯。此外，社区护士定期到老年人家中清点剩余药片数目，也有助于提高老年人的用药依从性。

3. 加强行为指导　①行为刺激：将老年人的用药行为与日常生活习惯相联系，如设置闹表提醒用药时间；②行为监测：建议老年人记用药日记、病情自我观察记录等；③行为强化：当老年人用药依从性好时，及时给予表扬与肯定，依从性较差时，当即给予批评与指正。

4. 加强健康教育　护士可以通过宣传板报、专题讲座、小组讨论、健康沙龙、发放宣传资料、个别指导等综合性教育方法，通过门诊教育、住院教育和社区教育3个环节紧密链接的全方位健康教育计划的实施，反复强化老年人循序渐进学习疾病相关知识、药物作用和自我护理技能，提高老年人自我管理能力，促进其用药依从性。

六、加强老年人用药的护理

1. 评估老年人服药能力　老年人服药能力包括视力、听力、理解力、阅读处理能力、动手能力、准时按量服药能力、及时发现不良反应的能力、吞咽能力等。通过对老年人服药能力的评估，提出给药途径、观察方法和辅助手段等。

2. 了解老年人的用药史　详细了解老年人的用药史，建立完整的用药记录，包括过去及现在的用药情况，尤其是曾引起的过敏和不良反应的药物，以及老年人对药物了解的情况。

3. 评估各系统老化程度以判断药物使用的合理性　详细评估老年人各脏器的功能情况，如肝功能、肾功能的指标等。肾功能有明显减退甚至出现障碍者，在使用药物时，应尽量避免经肾脏排泄的药物，以免引起积蓄而造成药物中毒。

4. 加强老年人用药前的解释　护理人员要以老年人能够接受的方式，向其解释药物的种类、名称、用药方式、药物剂量、药物作用、不良反应、注意事项和有效期等。必要时，以书面的形式，在药袋上用醒目的颜色标明用药注意事项。另外，要反复强调正确用药的方法和意义。

5. 指导老年人不随意购买及服用药物　一般健康老年人不需要服用滋补药、保健药、抗衰老药和维生素。只要注意合理膳食，注意营养搭配，科学安排生活，保持平和的心态，就可达到健康长寿的目的。不要偏听偏信广告、小报、传销的信息，对体弱多病的老年人，要在医生的指导下，辨证施治，适当服用滋补药物。

6. 加强对家属的安全用药教育　对老年人进行安全用药指导的同时，还要重视对其家属进行有关安全用药知识的教育，使他们学会正确协助和督促老年人用药，防止发生用药不当而造成的意外。

七、老年人家庭药箱的管理

1. 指导老年人正确保管药品　定期整理药箱，检查药品是否与标签一致，如维生素 C 应该是白色药片，如已呈深黄色，或是装错或是已变质，应及时更换。

2. 检查药瓶等包装是否严密　片剂最好不要长期放在纸袋中，如酵母片、复方甘草片、复方氢氧化铝片、维生素类片等很容易潮解，有的会发霉变质。阿司匹林片受潮会析出针状结晶。氨茶碱、维生素 C 受潮会变棕黄色。因此，这些药品应密闭保存在药瓶中。

3. 检查药品是否过期失效　药品的有效期一般标示在药瓶上，要注意识别，保留常用药和正在服用的药物，弃除过期变质的药物。如冠心病患者使用的硝酸甘油片过了有效期，一定要及时更换，如果有时记不清有效期，至少 3 个月应更换一次。否则，一旦心绞痛发作，使用时影响疗效，延误病情。

第九章 公共卫生监管法律制度

公共卫生监管法律制度是指由国家制定或认可的，并由国家强制力保证实施的旨在调整预防疾病，促进人民健康和提高生命质量活动中所形成的各种社会关系的法律规范总称。在保障公共卫生、促进人民群众身心健康方面，我国制定和颁布了一系列有关法律法规。

第一节 概 述

公共场所种类较多，具有公共性、流动性、固定性和封闭性等特点，环境和场所易被污染，影响健康的致病因素传播快。为了保证公共场所卫生，预防、控制和消除公共场所有害因素对人体的危害，保护公众身体健康，1987年4月1日国务院颁布了《公共场所卫生管理条例》。

一、公共场所的概念

公共场所（public place），是指为了满足人们对生活、文化、人际交往的需要而设立，供公众共同使用的、具有一定封闭性的社会公共设施。根据公共场所与公众健康的密切程度以及发生健康危害的风险程度，我国将公共场所分为一般公共场所和特殊公共场所。对特殊公共场所实行卫生许可证制度，对一般公共场所实行备案制度。

二、公共场所卫生管理立法

《公共场所卫生管理条例》是中华人民共和国成立以来的第一部公共场所卫生管理法规。同年卫生部制定了《公共场所卫生监督与监测要点》和《公共场所从业人员培训大纲》，1988年制定了《旅店的卫生标准》等十一项公共场所国家卫生标准。2006年卫生部发布了《公共场所集中空调通风系统卫生管理办法》。2007年卫生部与商务部组织制定了《住宿业卫生规范》、《沐浴场所卫生规范》和《美容美发场所卫生规范》，与国家体育总局组织制定了《游泳场所卫生规范》等。2007年6月21日国务院法制办公室将《公共场所卫生管理条例（修订草案）（征求意见稿）》授权新华社全文公布，征求社会各界意见。与之相配套的《公共场所卫生管理条例实施细则》已于 2011 年 2 月 14 日经卫生部部务会议审议通过，自 2011 年 5 月 1 日起施行，这些卫生法规、标准和文件，是目前实施公共场所卫生监督的主要法律依据。

第二节 公共场所卫生管理

公共场所卫生管理贯彻预防为主的方针，实行分类管理、综合治理的原则。公共场所经营者在经营活动中，应当遵守有关卫生法律、行政法规和部门规章以及相关的卫生标准、规范，开展公共场所卫生知识宣传，预防传染病和保障公众健康，为顾客提供良好的卫生环境。

一、公共场所卫生要求

公共场所多数情况下是具有维护结构或建筑房屋等不动产的公众活动场所，环境相对封闭，地点固定不变，服务内容多样，由于人员流动性大以及设施公用等因素，某些疾病容易传播，因此，公共场所室内外环境应当清洁、卫生。对公共场所的卫生要求，主要有十个方面：

（一）室内空气清洁

各类公共场所内空气要达到规定的各项标准，依靠自然通风或机械通风措施，防治室内空气污染，确保室内空气清洁。

（二）微小气候适宜

各类公共场所在不同季节要采取不同措施，以保证室内湿度、温度、风速等达到国家有关标准，有利于旅客、顾客等身体健康。

（三）采光照明良好

公共场所应当尽量采用自然光。自然采光不足的，公共场所经营者应当配置与其经营场所规模相适应的照明设施。

（四）防噪符合标准

公共场所要保证噪声不超过规定标准，超过标准的及距噪声源较近的公共场所，应采取必要措施，减少噪声，达到规定标准。

（五）用品用具符合卫生标准

公共场所使用的用品用具及一次性用品必须符合国家卫生标准和卫生要求，重复使用的用品、用具使用前应洗净消毒、按卫生要求保管，一次性用品严禁重复使用。清洗、消毒、储存用品、用具的专用设施应当分类设置，使用的洗涤剂、消毒剂应当对人体健康无害。

（六）饮水用水符合卫生标准和要求

公共场所经营者提供给顾客使用的生活饮用水应当符合国家生活饮用水卫生标准要求。游泳场（馆）和公共浴室水质应当符合国家卫生标准和要求。

（七）卫生设施完好

宾馆、饭店、洗浴场所、美发美容场所、娱乐场所应当设置符合要求的消毒间和储存间，消毒设施齐全、运转正常，并配备符合卫生要求的消毒药品。

公共场所空调通风系统的新风量应当符合国家卫生标准，新风入口必须设于室外并远离污染源，空调通风设施的送风口、回风口、过滤器、盘管组件、风管及其他系统部件应当定期清洁，空调冷却用水应当定期消毒。

公共场所应当具备消除蚊、蝇、老鼠、蟑螂和其他病媒昆虫危害的防治措施，应当设置垃圾和废弃物存放的专用设施。

公共场所吸烟室、卫生间及浴室须设置独立的排气系统，不得与其他排气系统相通。

（八）相关产品及室内装饰要求

公共场所中的客用清洁卫生用品、化妆品、涉水产品、消毒产品、空气净化装置，及其他健康相关产品必须符合国家卫生标准和卫生要求。

公共场所的选址、设计、装修应当符合国家相关标准和规范的要求。公共场所室内装饰装修期间不得营业。进行局部装饰装修的，经营者应当采取有效措施，保证营业的非装饰装修区域室内空气质量合格。

（九）响应禁烟宣传

室内公共场所经营者应当设置醒目的禁止吸烟警语和标志。室外公共场所设置的吸烟区不得位于行人必经的通道上。公共场所不得设置自动售烟机。公共场所经营者应当开展吸烟危害健康的宣传，并配备专（兼）职人员对吸烟者进行劝阻。

（十）做好定期检测

公共场所经营者应当按照卫生标准、规范的要求对公共场所的空气、微小气候、水质、采光、照明、噪声、顾客用品用具等进行卫生检测，检测每年不得少于一次；检测结果不符合卫生标准、规范要求的应当及时整改。公共场所经营者不具备检测能力的，可以委托检测。公共场所经营者应当在醒目位置如实公示检测结果。

二、公共场所对从业人员卫生要求

《公共场所卫生管理条例》中对于各种公共场所从业人员的卫生要求，主要有以下几个方面：

（一）讲究个人卫生

公共场所从业人员工作时应当穿戴清洁的工作服，各类公共场所的从业人员要根据不同的工作性质，按照相应的法律、法规的具体要求，搞好个人卫生，做到勤洗澡、勤理发、勤换衣服等要求。

（二）掌握相关卫生知识

公共场所负责人及从业人员必须完成全国《公共场所从业人员卫生知识培训教学大纲》规定的培训学时，学习并掌握有关卫生法规、基本卫生知识和基本卫生操作技能等。经考核合格的方可上岗，对考核不合格的，不得安排上岗。

（三）定期进行健康检查

公共场所从业人员在取得有效健康合格证明后方可上岗，从业期间每年应进行健康检查。患有痢疾、伤寒、甲型病毒性肝炎、戊型病毒性肝炎等消化道传染病的人员，以及患有活动性肺结核、化脓性或者渗出性皮肤病等疾病的人员，治愈前不得从事直接为顾客服务的工作。

三、公共场所危害健康事故报告

公共场所危害健康事故，指公共场所内发生的传染病疫情或者因空气质量、水质不符合卫生标准、用品用具或者设施受到污染导致的危害公众健康事故。

公共场所经营者应当制定公共场所危害健康事故应急预案或者方案，定期检查公共场所各项卫生制度、措施的落实情况，及时消除危害公众健康的隐患。公共场所发生危害人体健康事故时，经营者应当立即处置，防止危害扩大，并及时向当地县级以上人民政府卫生行政部门报告，协助卫生行政部门做好对事故的调查处理工作，并及时抢救受害人员，控制事故的蔓延，减少损失。任何单位或者个人对危害健康事故不得隐瞒、缓报、谎报。

第三节　突发公共卫生事件应急处理法律制度

为了有效预防、及时控制和消除突发公共卫生事件的危害，保障公众身体健康与生命安全，维护正常的社会秩序，2003 年 5 月 7 日国务院第 7 次常务会议通过《突发公共卫生事件应急条例》，于 2003 年 5 月 9 日公布与施行。

一、突发公共卫生事件应急处理的概念

突发公共卫生事件的处理关系到公民的生命、财产安全和社会的稳定，要了解

突发公共卫生事件处理的法律制度，首先从弄清其基本概念开始。

（一）突发公共卫生事件的概念

突发公共卫生事件，是指突然发生，造成或者可能造成社会公众健康严重损害的重大传染病疫情、原因不明的群体性疾病、重大食物和职业中毒以及其他严重影响公众健康的事件。其特征是：

1. 突发性　它是突然发生的，一般来说，是不易预测的事件，但事件的发生与转归也具有一定的规律性。

2. 公共卫生属性　它是针对不特定的社会群体，也不是局限于某一个固定的领域或区域，事件发生时在影响范围的所有人都有可能受到伤害。

3. 危害性　突发公共卫生事件后果往往较为严重，它对公众健康已经或可能造成损害和影响达到一定程度。此外，突发公共卫生事件还具有多发性、连锁反应性、国际互动性等特征。

（二）突发公共卫生事件应急处理工作原则

突发公共卫生事件应急工作，应当遵循预防为主、常备不懈的方针，贯彻统一领导、分级负责、反应及时、措施果断、依靠科学、加强合作的原则。

（三）我国突发公共卫生事件应急立法

我国近年来多次发生影响较大的突发公共卫生事件，特别是 2003 年年初以来，我国内地多个省区市先后发生的 SARS 疫情，暴露出我国在处置重大突发公共卫生事件方面，应急处理的横向和纵向协调机制和能力都很欠缺，也引起国家对突发公共卫生事件管理法律制度建设的高度重视。

2003 年 5 月 9 日，国务院发布了《突发公共卫生事件应急条例》，从法律的高度进一步确立了应对突发公共卫生事件的快速处置机制，强化相应责任，提高处置突发公共卫生事件的反应能力，是中国社会危机管理制度史上具有标志性的重要法规。2003 年 5 月 14 日，最高人民法院、最高人民检察院还公布了《关于办理妨害预防、控制突发传染病疫情等灾害的刑事案件具体应用法律若干问题的解释》。之后，卫生部制定了《传染性非典型肺炎防治管理办法》《突发公共卫生事件与传染病疫情监测信息报告管理办法》《国家救灾防病与突发公共卫生信息报告管理规范》等规章、诊断标准和处理原则。

2007 年 8 月 30 日，第十届全国人大常委会第 29 次会议通过了《中华人民共和国突发事件应对法》（以下简称《突发事件应对法》），自 2007 年 11 月 1 日起施行。《突发事件应对法》对突发事件的预防与应急准备、监测与预警、应急处置与救援、事后恢复与重建等应对活动做出了明确规定。

二、突发公共卫生事件应急处理法律规定

突发公共卫生事件应急处理是为了确保人民群众的健康安全，有效处理突发性公共卫生事件，把灾害控制到最低程度。

（一）预防与应急

1. 制定应急预案　《突发事件应对法》规定，国家建立健全突发事件应急预案体系；国务院制定国家突发事件总体应急预案，组织制定国家突发事件专项应急预案；国务院有关部门根据各自的职责和国务院相关应急预案，制定国家突发事件部门应急预案。2006 年 1 月 8 日，国务院发布了《国家突发公共事件总体应急预案》。国家突发公共事件总体应急预案由国家专项应急预案、国务院部门应急预案和省级地方应急预案构成。突发事件应急预案应当根据突发事件的变化和实施中发现的问题及时进行修订、补充。

2. 突发公共卫生事件预防与监测

（1）地方各级人民政府应当依照法律、行政法规的规定，做好传染病预防和其他公共卫生工作，防范突发事件的发生。

（2）县级以上各级人民政府卫生行政主管部门和其他有关部门，应当对公众开展突发事件应急知识的专门教育，增强全社会对突发事件的防范意识和应对能力。

（3）县级以上地方人民政府应当建立和完善突发事件监测与预警系统。

（4）县级以上各级人民政府卫生行政主管部门，应当指定机构负责开展突发事件的日常监测，并确保监测与预警系统的正常运行。

3. 应急处理准备

（1）国务院有关部门和县级以上地方人民政府及其有关部门，应当根据突发事件应急预案的要求，保证应急设施、设备、救治药品和医疗器械等物资储备。

（2）县级以上各级人民政府应当加强急救医疗服务网络的建设，配备相应的医疗救治药物、技术、设备和人员，提高医疗卫生机构应对各类突发事件的救治能力。

（3）设区的市级以上地方人民政府应当设置与传染病防治工作需要相适应的传染病专科医院，或者指定具备传染病防治条件和能力的医疗机构承担传染病防治任务。

（4）县级以上地方人民政府卫生行政主管部门，应当定期对医疗卫生机构和人员开展突发事件应急处理相关知识、技能的培训，定期组织医疗卫生机构进行突发事件应急演练，推广最新知识和先进技术。

（二）报告与信息发布

1. 突发公共卫生事件应急报告制度

（1）突发公共卫生事件应急报告内容。国务院卫生行政主管部门制定突发事件应急报告规范，建立重大、紧急疫情信息报告系统。有下列情形之一的，省、自治区、直辖市人民政府应当在接到报告1小时内，向国务院卫生行政主管部门报告：①发生或者可能发生传染病暴发、流行的；②发生或者发现不明原因的群体性疾病的；③发生传染病菌种、毒种丢失的；④发生或者可能发生重大食物和职业中毒事件的。国务院卫生行政主管部门对可能造成重大社会影响的突发事件，应当立即向国务院报告。

（2）突发公共卫生事件的报告。突发事件监测机构、医疗卫生机构和有关单位发现有本条例第十九条规定情形之一的，应当在2小时内向所在地县级人民政府卫生行政主管部门报告；接到报告的卫生行政主管部门应当在2小时内向本级人民政府报告，并同时向上级人民政府卫生行政主管部门和国务院卫生行政主管部门报告。县级人民政府应当在接到报告后2小时内向设区的市级人民政府或者上一级人民政府报告；设区的市级人民政府应当在接到报告后2小时内向省、自治区、直辖市人民政府报告。任何单位和个人对突发事件，不得隐瞒、缓报、谎报。

（3）突发公共卫生事件应急报告的核实与确证。接到报告的地方人民政府、卫生行政主管部门依照本条例规定报告的同时，应当立即组织力量对报告事项调查核实、确证，采取必要的控制措施，并及时报告调查情况。

（4）突发公共卫生事件的通报。国务院卫生行政主管部门应当根据发生突发事件的情况，及时向国务院有关部门和各省、自治区、直辖市人民政府卫生行政主管部门以及军队有关部门通报。突发事件发生地的省、自治区、直辖市人民政府卫生行政主管部门，应当及时向毗邻省、自治区、直辖市人民政府卫生行政主管部门通报。接到通报的省、自治区、直辖市人民政府卫生行政主管部门，必要时应当及时通知本行政区域内的医疗卫生机构。县级以上地方人民政府有关部门，已经发生或者发现可能引起突发事件的情形时，应当及时向同级人民政府卫生行政主管部门通报。

2. 突发事件举报制度　国家建立突发事件举报制度，公布统一的突发事件报告、举报电话。任何单位和个人有权向人民政府及其有关部门报告突发事件隐患，有权向上级人民政府及其有关部门举报地方人民政府及其有关部门不履行突发事件应急处理职责，或者不按照规定履行职责的情况。接到报告、举报的有关人民政府及其有关部门，应当立即组织对突发事件隐患、不履行或者不按照规定履行突发事件应急处理职责的情况进行调查处理。对举报突发事件有功的单位和个人，县级以上各级人民政府及其有关部门应当予以奖励。

3. 突发公共卫生事件的信息发布制度　国务院卫生行政主管部门负责向社会发布突发事件的信息。必要时，可以授权省、自治区、直辖市人民政府卫生行政主管部门向社会发布本行政区域内突发事件的信息。信息发布应当及时、准确、全面。

（三）应急处理

1. 应急预案的启动

（1）突发事件应急预案建议的提出。突发事件发生后卫生行政主管部门组织专家对突发事件进行评估，初步判断突发事件的类型，提出是否启动突发事件应急预案的建议。

（2）突发事件应急预案的启动。在全国范围内或者跨省、自治区、直辖市范围内启动全国突发事件应急预案，由国务院卫生行政主管部门报国务院批准后实施。启动突发事件应急预案，由省、自治区、直辖市人民政府决定，并向国务院报告。

（3）督察与指导。全国突发事件应急处理指挥部对突发事件应急处理工作进行督察和指导，地方各级人民政府及其有关部门应当予以配合。省、自治区、直辖市突发事件应急处理指挥部对本行政区域内突发事件应急处理工作进行督察和指导。

（4）对突发事件应急处理专业技术机构指定及其所承担职责。省级以上人民政府卫生行政主管部门或者其他有关部门指定的突发事件应急处理专业技术机构，负责突发事件的技术调查、确证、处置、控制和评价工作。

（5）新发现突发传染病的宣布。国务院卫生行政主管部门对新发现的突发传染病，根据危害程度、流行强度，依照《中华人民共和国传染病防治法》的规定及时宣布为法定传染病；宣布为甲类传染病的，由国务院决定。

（6）应急预案启动前的准备。应急预案启动前，县级以上各级人民政府有关部门应当根据突发事件的实际情况，做好应急处理准备，采取必要的应急措施。应急预案启动后，突发事件发生地的人民政府有关部门，应当根据预案规定的职责要求，服从突发事件应急处理指挥部的统一指挥，立即到达规定岗位，采取有关的控制措施。

（7）应急预案启动后的工作。医疗卫生机构、监测机构和科学研究机构，应当服从突发事件应急处理指挥部的统一指挥，相互配合、协作，集中力量开展相关的科学研究工作。

2. 应急控制措施

（1）保障物资和交通运输。突发事件发生后，国务院有关部门和县级以上地方人民政府及其有关部门，应当保证突发事件应急处理所需的医疗救护设备、救治药品、医疗器械等物资的生产、供应；铁路、交通、民用航空行政主管部门应当保证及时运送。

（2）人员、物资的紧急调集与必要时采取紧急控制措施。根据突发事件应急处理的需要，突发事件应急处理指挥部有权紧急调集人员、储备的物资、交通工具以及相关设施、设备；必要时，对人员进行疏散或者隔离，并可以依法对传染病疫区实行封锁。

（3）突发事件应急处理指挥部根据突发事件应急处理的需要，可以对食物和水源采取控制措施。

（4）现场控制以及所采取措施。县级以上地方人民政府卫生行政主管部门应当对突发事件现场等采取控制措施，宣传突发事件防治知识，及时对易受感染的人群和其他易受损害的人群采取应急接种、预防性投药、群体防护等措施。

（5）工作人员的保护及对突发事件现场调查、采样，技术分析和检验。参加突发事件应急处理的工作人员，应当按照预案的规定，采取卫生防护措施，并在专业人员的指导下进行工作。国务院卫生行政主管部门或者其他有关部门指定的专业技术机构，有权进入突发事件现场进行调查、采样，进行技术分析和检验，对地方突发事件的应急处理工作进行技术指导，有关单位和个人应当予以配合；任何单位和个人不得以任何理由予以拒绝。

（6）相关技术标准、规范和控制措施的制定。对新发现的突发传染病、不明原因的群体性疾病、重大食物和职业中毒事件，国务院卫生行政主管部门应当尽快组织力量制定相关的技术标准、规范和控制措施。

（7）交通卫生检疫。交通工具上发现根据国务院卫生行政主管部门的规定需要采取应急控制措施的传染病患者、疑似传染病患者，其负责人应当以最快的方式通知前方停靠点，并向交通工具的营运单位报告。交通工具的前方停靠点和营运单位应当立即向交通工具营运单位行政主管部门和县级以上地方人民政府卫生行政主管部门报告。卫生行政主管部门接到报告后，应当立即组织有关人员采取相应的医学处置措施。交通工具上的传染病患者密切接触者，由交通工具停靠点的县级以上各级人民政府卫生行政主管部门或者铁路、交通、民用航空行政主管部门，根据各自的职责，依照传染病防治法律、法规的规定，采取控制措施。涉及国境口岸和出入境的人员、交通工具、货物、集装箱、行李、邮包等需要采取传染病应急控制措施的，依照国境卫生检疫法律、法规的规定办理。

（8）医疗卫生机构的职责。医疗卫生机构应当对因突发事件致病的人员提供医疗救护和现场救援，对就诊患者必须接诊治疗，并书写详细、完整的病历记录；对需要转送的患者，应当按照规定将患者及其病历记录的复印件转送至接诊的或者指定的医疗机构。医疗卫生机构内应当采取卫生防护措施，防止交叉感染和污染。医疗卫生机构应当对传染病患者密切接触者采取医学观察措施，传染病患者密切接触者应当予以配合。医疗机构收治传染病患者、疑似传染病患者，应当依法报告所在地的疾病预防控制机构。接到报告的疾病预防控制机构应当立即对可能受到危害的人员进行调查，根据需要采取必要的控制措施。

3. 应急处理

（1）开展群防群治活动。传染病暴发、流行时，街道、乡镇以及居民委员会、村民委员会应当组织力量，团结协作，群防群治，协助卫生行政主管部门和其他有关部门、医疗卫生机构做好疫情信息的收集和报告、人员的分散隔离、公共卫生措施的落实工作，向居民、村民宣传传染病防治的相关知识。

（2）加强流动人口管理。对传染病暴发、流行区域内流动人口，突发事件发生地的县级以上地方人民政府应当做好预防工作，落实有关卫生控制措施；对传染病患者和疑似传染病患者，应当采取就地隔离、就地观察、就地治疗的措施。

（3）提高警惕坚持"四早"原则，加强防范工作。有关部门、医疗卫生机构应当对传染病做到早发现、早报告、早隔离、早治疗，切断传播途径，防止扩散。

（4）提供资金保障。县级以上各级人民政府应当提供必要资金，保障因突发事件致病、致残的人员得到及时、有效的救治。具体办法由国务院财政部门、卫生行政主管部门和劳动保障行政主管部门制定。

（5）相关患者应予以配合。在突发事件中需要接受隔离治疗、医学观察措施的患者、疑似患者和传染病患者密切接触者在卫生行政主管部门或者有关机构采取医学措施时应当予以配合；拒绝配合的，由公安机关依法协助强制执行。

三、法律责任

突发公共卫生事件的发生直接关系到人民的安康和社会的稳定，在应对突发公共卫生事件工作中，各级政府、医疗卫生单位、其他有关单位和个人都要担负起法律所赋予的职责，如有违反将依法追究相关法律责任。

（一）各级政府部门的责任

1. 县级以上地方人民政府及其卫生行政主管部门未依照本条例的规定履行报告职责，对突发公共卫生事件隐瞒、缓报、谎报或授意他人隐瞒、缓报、谎报的，对政府主要领导人及其卫生行政主管部门主要负责人，依法给予降级或者撤职的行政处分；造成传染病传播、流行或者对社会公众健康造成其他严重危害后果的，依法给予开除的行政处分；构成犯罪的依法追究刑事责任。

2. 国务院有关部门、县级以上地方人民政府及其有关部门未依照本条例的规定，完成突发公共卫生事件应急处理所需要的设施、设备、药品和医疗器械等物资的生产、供应、运输和储备的，对政府主要领导人和政府部门主要负责人依法给予降级或者撤职的行政处分；造成传染病传播、流行或者对社会公众健康造成其他严重危害后果的，依法给予开除的行政处分；构成犯罪的，依法追究刑事责任。对违反纪律的国家公务员，应根据其错误程度、情节轻重，危害大小，区别情况按《国家公务员暂行条例》第三十三条和人事部 1996 年颁布的《关于国家公务员纪律惩戒有关问题的通知》（人发〔1996〕82 号）要求做出处理。构成犯罪的，依照《中华人民共和国刑法》的相关规定，定罪处刑。

3. 突发公共卫生事件发生后，县级以上地方人民政府及其有关部门对上级人民政府有关部门的调查不予配合。或者采取其他方式阻碍、干涉调查的，对政府主要领导人和政府部门主要负责人依法给予降级或者撤职的行政处分；构成犯罪的，依法追究刑事责任。

4. 县级以上各级人民政府卫生行政主管部门和其他有关部门在突发公共卫生事件调查、控制、医疗救治工作中玩忽职守、失职、渎职的，由本级人民政府或者上级人民政府有关部门责令改正、通报批评、给予警告；对主要负责人、负有责任的主管人员和其他责任人员依法给予降级、撤职的行政处分：造成传染病传播、流行或者对社会公众健康造成其他严重危害后果的，依法给予开除的行政处分；构成犯罪的，依法追究刑事责任。

5. 县级以上各级人民政府有关部门拒不履行应急处理职责的，由同级人民政府或者上级人民政府有关部门责令改正、通报批评、给予警告；对主要负责人、负有责任的主管人员和其他责任人员依法给予降级、撤职的行政处分；造成传染病传播、流行或者对社会公众健康造成其他严重危害后果的，依法给予开除的行政处分；构成犯罪的，依法追究刑事责任。

（二）医疗机构责任

医疗卫生机构有下列行为之一的，由卫生行政主管部门责令改正、通报批评、给予警告；情节严重的吊销《医疗机构执业许可证》及对主要负责人、负有责任的主管人员和其他直接责任人员给予降级或者撤职的纪律处分；造成传染病传播、流行或者对社会公众健康造成其他严重危害后果。构成犯罪的，依法追究刑事责任：①未依照本条例的规定履行报告职责，隐瞒、缓报或者谎报的；②未依照本条例的规定及时采取控制措施的；③未依照本条例的规定履行突发事件监测职责的；④拒绝接诊患者的；⑤拒不服从突发公共卫生事件应急处理指挥部调度的。

（三）有关单位和个人责任

1. 在突发公共卫生事件应急处理工作中，有关单位和个人未依照本条例的规定履行报告职责，隐瞒、缓报或者谎报，阻碍突发事件应急处理工作人员执行职务，拒绝国务院卫生行政主管部门或者其他有关部门指定的专业技术机构进入突发事件现场，或者不配合调查、采样、技术分析和检验的，对有关责任人员依法给予行政处分或者纪律处分；触犯《中华人民共和国治安管理处罚条例》，构成违反治安管理行为的，由公安机关依法予以处罚；构成犯罪的，依法追究责任。

2. 在突发公共卫生事件发生期间，散布谣言、哄抬物价、欺骗消费者，扰乱社会秩序、市场秩序的，由公安机关或者工商行政管理部门依法给予行政处罚；构成犯罪的，依法追究刑事责任。

参 考 文 献

[1] 黄惟清. 社区护理 [M]. 北京：人民军医出版社，2010.

[2] 陈佩云，周恒忠. 社区护理学 [M]. 2 版. 北京：人民军医出版社，2013.

[3] 吴苇. 预防医学 [M]. 2 版. 南昌：江西科技出版社，2013.

[4] 陈锦治. 社区护理 [M]. 2 版. 北京：人民卫生出版社，2008.

[5] 李明子，黄惟清. 社区护理学 [M]. 北京：北京大学医学出版社，2008.

[6] 梁万年，郭爱民. 全科医学基础 [M]. 北京：人民卫生出版社，2008.

[7] 陈锦治，陈萍，邓静云. 卫生保健学 [M]. 南京：江苏科学技术出版社，1992.

[8] 吴莉莉. 社区护理 [M]. 北京：高等教育出版社，2010.

[9] 郑延芳. 社区护理 [M]. 郑州：河南科学技术出版社，2010.

[10] 陈树芳. 预防医学 [M]. 北京：人民卫生出版社，2005.

[11] 沈健，王利群. 社区护理 [M]. 郑州：郑州大学出版社，2011.

[12] 李小妹. 社区护理学 [M]. 北京：高等教育出版社，2010.

[13] 冯正义. 社区护理 [M]. 2 版. 上海：复旦大学出版社，2010.

[14] 陈佩云. 社区护理学 [M]. 北京：人民军医出版社，2007.

[15] 赵秋利. 社区护理学 [M]. 2 版. 北京：人民卫生出版社，2006.

[16] 钟华荪. 居家老人安全护理技巧 [M]. 2 版. 北京：人民军医出版社，2012.

[17] 金宏义. 重点人群保健 [M]. 北京：人民卫生出版社，2001.

[18] 黄惟清. 社区护理学 [M]. 北京：人民卫生出版社，2011.

[19] 魏中海. 灾害医学救治技术 [M]. 北京：科技出版社，2009.

[20] 胡秀英，程翼娟灾害护理学 [M]. 成都：四川大学出版社，2013.

[21] 李慧玲. 临终关怀手册 [M]. 苏州：苏州大学出版社，2014.